LA COLLECTION TRAITEMENT NATUREL

De plus en plus de gens dans le monde sont victimes de maladies que la médecine moderne, malgré son développement technique, semble souvent incapable de prévenir ou de guérir. Donc, de plus en plus de gens se tournent vers la médecine «naturelle» en quête de réponses. La collection *Traitement naturel* a pour but d'offrir un guide clair, pratique et fiable pour les traitements disponibles les plus sûrs, les plus doux et les plus efficaces, de façon à ce que ceux qui souffrent et leurs familles reçoivent l'information nécessaire leur permettant de faire leur propre choix à propos des traitements les plus appropriés.

Mot de l'éditeur

Les livres de cette collection sont publiés à titre informatif et ne se veulent aucunement des substituts aux conseils des professionnels de la médecine. Nous recommandons aux lecteurs de consulter un praticien chevronné en vue d'établir un diagnostic avant de suivre l'un ou l'autre des traitements proposés dans cet ouvrage.

Maux de dos

Publié initialement en anglais par ELEMENT BOOKS,
sous le titre *The Natural Way: Back Pain*

Version française publiée chez:
Les Éditions Modus Vivendi
C.P. 213, Dépôt Sainte-Dorothée
Laval (Québec) Canada
H7X 2T4

Traduit de l'anglais par: Jean-Robert Saucyer
Design et illustration de la couverture: Marc Alain
Infographie: Marise Pichette

Dépôt légal, 1er trimestre 1998
Bibliothèque nationale du Québec
Bibliothèque nationale du Canada
Bibliothèque nationale de Paris

ISBN: 2-921556-47-2

COLLECTION TRAITEMENT NATUREL

Maux de dos

Helena Bridge

Consultants médicaux de la collection
Dr Peter Albright, m.d. et Dr David Peters, m.d.

Approuvé par
l'AMERICAN HOLISTIC MEDICAL ASSOCIATION
et la BRITISH HOLISTIC MEDICAL ASSOCIATION

MODUS VIVENDI

Remerciements

Plusieurs personnes m'ont aidée à rédiger cet ouvrage, mais je souhaite remercier particulièrement mon amie, l'auteure Angela Smyth, qui m'a donné un élan, le directeur de cette collection, Richard Thomas, pour sa mise en perspective et sa patience, ainsi que Julia McCutchen chez Element Books pour son soutien moral. Je suis également redevable au Conseil de recherche sur la médecine complémentaire, à l'Association britannique des douleurs lombaires, à l'Association chiropractique britannique, au Service de renseignement sur l'ostéopathie et à Penny Crowther chez Cantassium Ltée. Je désire remercier les thérapeutes et praticiens que j'ai consultés, en particulier Valerie Brown, P.J. Cousin, Ian Lambert et le Dr David Owen, pour leur gracieuse aide et leurs suggestions. Enfin, mes remerciements les plus sincères à Andrew Bryant et Lizzie Neil qui ont veillé sur mes patients alors que je préparais cet ouvrage.

Table des matières

Liste des illustrations 8
Introduction 9

Chapitre 1
Qu'est-ce qu'une douleur du dos? 13
Chapitre 2
Le dos et ses secrets 21
Chapitre 3
Les causes et les facteurs de risque 33
Chapitre 4
Les manières de s'aider soi-même 65
Chapitre 5
Les traitements et méthodes conventionnels 89
Chapitre 6
Les thérapies naturelles au secours du dos 113
Chapitre 7
Le traitement physique 123
Chapitre 8
Le traitement émotionnel 137
Chapitre 9
Des thérapies énergétiques
au secours de votre dos 149
Chapitre 10
Apprendre à choisir un thérapeute 167

Adresses utiles 186
Index 188

Illustrations

Figure 1
Les quatre courbures de la colonne vertébrale 23
Figure 2
Os, articulations
et nerfs de la colonne vertébrale 24
Figure 3
Les articulations mobiles..................................... 28
Figure 4
Région où peut se répercuter
la douleur en provenance de différents organes....37
Figure 5
Des exercices abdominaux 84, 86
Figure 6
Un exercice de relaxation
tiré de la technique Alexander...........................125
Figure 7
La position du chat 135
Figure 8
Méridiens et principaux points d'acupuncture....153
Figure 9
Points de réflexologie sous le pied droit 163

Introduction

Les douleurs du dos sont parfois un objet de plaisanterie pour qui n'en souffre pas; mais ceux qui en souffrent ne rigolent pas. Elles peuvent s'avérer atroces, voire même être invalidantes. Les personnes atteintes peuvent se retrouver dans l'incapacité de marcher ou de travailler.

Ceux qui s'en moquent ignorent que les douleurs du dos peuvent atteindre tout un chacun sans prévenir. Si vous vous en êtes exempté jusqu'à présent, ne vous croyez pas à l'abri. Tôt ou tard, les douleurs du dos finissent par affecter pour ainsi dire tout le monde. D'ailleurs, qui ne connaît pas quelqu'un qui en souffre?

Ce problème atteint des proportions gigantesques. Dans la plupart des pays occidentaux, les douleurs du dos occupent le second rang des raisons motivant un taux d'absentéisme élevé, après la grippe. À preuve, les statistiques font des révélations déconcertantes.

Plus de 90 millions de jours de travail sont ainsi perdus au R.-U. seulement en raison d'une longue absence (c'est-à-dire des employés en congé pendant un mois et plus) et ce chiffre croît considérablement chaque année.

Aux É.-U., 12 millions d'Américains consultent leur médecin chaque année en raison d'un nouveau problème de la colonne vertébrale.

Les chiropracticiens américains (spécialistes de la colonne vertébrale) enregistrent 100 millions de consultations par année.

Ces données ne montrent que la pointe de l'iceberg. Elles ne prennent pas en compte les absences de courte durée, les travailleurs autonomes, les femmes mariées, les veuves, les retraités et la majorité des employés de la Fonction publique. Elles excluent également les douleurs à la tête, à la nuque et aux membres qui peuvent découler d'un problème vertébral. Les véritables chiffres seraient donc alarmants et la chose va s'empirant.

Toutefois, il y a pis encore: le nombre de personnes qui, par crainte d'une chirurgie et par manque de foi dans les antidouleurs, souffrent en silence inutilement. Les douleurs du dos sont certes invalidantes, parfois graves, mais il est possible de les traiter sans médicaments et sans chirurgie. Il existe quelques solutions de rechange douces et sûres qui sont à votre portée.

Le but de cet ouvrage vise à vous les présenter, et notamment à:

- vous faire comprendre en quoi consiste votre dos et les raisons pour lesquelles une douleur s'y fait sentir;
- vous aider à protéger votre dos, qu'il vous fasse souffrir ou pas;
- vous expliquer les différents traitements conventionnels en vue d'enrayer la douleur;
- vous présenter un large éventail de méthodes douces, notamment les thérapies naturelles dont l'efficacité est reconnue;
- vous permettre de décider si une thérapie naturelle vous convient;

• vous aider à choisir le thérapeute qu'il vous faut.

Que vous souffriez de douleurs du dos depuis peu ou de longue date, que vous n'en soyez pas atteint ou que vous craigniez de l'être un jour, cet ouvrage vous éclairera sur les différents aspects de votre dos et sur sa santé.

Helena Bridge

CHAPITRE 1

Qu'est-ce qu'une douleur du dos?

Comment naît-elle et qui touche-t-elle?

Une douleur peut naître dans toutes les régions du dos, de la nuque au coccyx. Le type de douleur le plus répandu touche particulièrement les lombes, soit la région postérieure du tronc, de chaque côté de la colonne vertébrale. Les douleurs lombaires, ainsi nommées, constituent la principale raison d'absentéisme et d'heures de travail perdues. Mais les douleurs du dos trouvent également d'autres formes.

Les différents types de douleurs du dos

Voici les types de douleurs du dos les plus courants. (Leurs appellations médicales figurent en italique et seront expliquées en détail au Chapitre 2.)

Les douleurs lombaires

Également désignées par le terme *lumbago*, il s'agit de douleurs aiguës qui frappent au niveau des reins, d'un côté ou l'autre de la colonne, ou des deux. Si la douleur se fait sentir plus bas encore, là où le tronc se joint au bassin, on parle alors de *douleur lombo-sacrée*. Elle peut s'étendre plus bas, jusqu'aux muscles fessiers, dont on a alors l'impression qu'ils sont contusionnés.

Sous une forme sévère, la douleur peut s'étendre des lombes jusqu'aux muscles jambiers (parfois seules les jambes sont endolories). On parle alors d'une *sciatique*, bien que le nerf sciatique ne soit pas touché. La douleur peut être ressentie à l'arrière des jambes ou sur leurs côtés et ce, jusqu'à la naissance des talons. En ce cas, il peut s'avérer impossible de poser le pied à terre et il faut être contorsionniste pour parvenir à enfiler un vêtement.

En général, les douleurs lombaires naissent par suite du levage de poids lourds ou d'une torsion mal exécutée, soit sur-le-champ, soit quelque temps après. Le mal s'aggrave souvent lorsqu'on doit rester debout, se pencher, s'asseoir ou paresser à l'horizontale.

La région lombaire est la plus touchée par les problèmes des *disques dorsaux*, suivie de près par le cou. Toutefois, ils surviennent rarement au niveau de la colonne *vertébrale*, à moins d'un accident grave. Nous reparlerons des disques plus en détail un peu plus loin.

Les douleurs du cou

Il s'agit des douleurs les plus courantes après les lombaires; elles peuvent occasionner un léger inconfort ou empêcher tout mouvement. Les problèmes touchant le cou résultent souvent de la tension doublée d'une mauvaise posture. La majorité d'entre nous marchons la tête légèrement courbée, ce qui exerce une pression continue sur les délicats tissus de la nuque, chargés de retenir la tête au tronc. Les problèmes touchant le cou se répercutent souvent plus haut, occasionnant des maux de tête, des étourdissements, des douleurs oculaires, des migraines et des nausées. Plus rarement, ils peuvent entraîner des affections au niveau des oreilles, des mâchoires ou de la dentition.

Les douleurs thoraciques

Il s'agit de douleurs du dos ressenties entre la base du cou et la taille, soit partout au niveau de la poitrine. Cette section de la colonne diffère des autres parce que les côtes y sont attachées. Ces dernières servent de stabilisateurs à la colonne vertébrale; mais le nombre de muscles et d'articulations présents dans cette région multiplie les problèmes potentiels.

Les douleurs thoraciques peuvent être aiguës, notamment si une côte a été foulée. La douleur peut transpercer le thorax de part en part. Les douleurs thoraciques peuvent également naître du mouvement des omoplates par rapport aux muscles dorsaux. Ce genre de problème est très douloureux, en particulier si votre travail exige que vous tendiez les bras, par exemple vers un tapis roulant ou un clavier.

Les douleurs du dos en général

Bien qu'il soit possible de répartir les douleurs du dos en plusieurs catégories, un grand nombre de gens ne souffrent d'aucun genre précis et puisent à tous les types. De plus, la gamme des symptômes excède de loin ceux décrits ci-dessus. La diversité des douleurs affectant le dos humain regroupe les suivantes, présentées selon leur fréquence:

- une douleur sourde qui peut être pulsatile, vous réveillera la nuit ou vous épuisera;

- une raideur qui restreint vos gestes (et vous donne l'impression d'être un vieillard);
- une douleur alors que vous vous dirigez vers une barrière douloureuse (elle peut être aiguë et valoir pour plusieurs directions de mouvement à la fois);
- des douleurs aiguës, lancinantes, assez douloureuses pour vous faire haleter;
- une impression de lourdeur, d'engourdissement ou de picotement (auquel cas la circulation sanguine peut être entravée ou un nerf coincé);
- un picotement ou un fourmillement (que l'on appelle *paresthésie* en médecine) causé par un nerf coincé ou privé de son irrigation sanguine;
- un engourdissement complet (dit *anesthésie*) qui cause la perte de la sensibilité de la peau;
- une sensibilité cutanée exagérée, pathologique, par laquelle on a l'impression d'avoir poncé sa peau avec du papier verré (dite *hyperesthésie*).

Cette liste énumère les symptômes les plus répandus, mais n'ayez crainte si les vôtres sont différents. Les symptômes paraissent uniques sur le coup; l'important consiste à comprendre pourquoi ils surviennent.

Les causes des douleurs du dos

De même que les symptômes sont nombreux, les causes sont plurielles. On peut toutefois les ramener à trois catégories, présentées ci-dessous en ordre de gravité (les termes paraissant en *italique* feront l'objet d'explications au prochain chapitre):

- une constriction tissulaire causée par un effort;
- une lésion des tissus;
- une maladie.

(Par *tissus*, on sous-entend tout groupe de cellules de l'organisme ayant une même structure et une même fonction. Il peut s'agir des *os*, d'un *muscle* ou d'un *cartilage*, des *vaisseaux sanguins*, des *nerfs*, etc.)

Sous *constriction tissulaire causée par un effort*, on trouve notamment les *spasmes musculaires*, les compressions nerveuses, les *disques* bombés et les torsions à diverses articulations. Les nombreuses postures que nous prenons afin de neutraliser la douleur et l'abolition du mouvement peuvent être classées sous cet intitulé. Dans tous ces cas, la douleur est provoquée par un torrent de signaux en provenance des tissus écrasés ou étirés.

Sous *lésions des tissus*, on regroupe les blessures plus graves, telles que les fractures osseuses, les *fractures de marche*, un arrachement *ligamentaire* ou musculaire, l'usure ou l'endommagement du cartilage, une *hernie discale* et un déchirement des nerfs. En pareils cas, l'*inflammation* est l'une des principales causes de la douleur, qui s'avère la première réaction de l'organisme face aux lésions tissulaires. L'inflammation fait naître une chaleur localisée, provoque l'enflure et l'irritation chimique à partir des déchets du processus de guérison. Notre organisme est conçu de telle façon qu'une enflure causée par l'inflammation nous fait souffrir.

Une *maladie* peut être présente dans les tissus de la colonne vertébrale, de l'une de ses attaches (les os, muscles, disques ou ligaments) ou dans une autre région de l'organisme. Quoi qu'il en soit, les douleurs du dos sont généralement associées à plusieurs maladies. Elles peuvent résulter de l'enflure causée par des infections ou des tumeurs, de l'irritation provoquée par des poisons présents dans l'organisme ou de l'irritation des nerfs entre le site de l'infection et la moelle épinière.

Les douleurs du dos peuvent donc avoir plusieurs causes. Toutefois, les douleurs à la colonne sont rarement provoquées par la colonne même, pas plus qu'elles ne résultent généralement d'une maladie. Les causes les plus communes sont d'ordre mécanique, dont les sources sont variées. Elles ne frappent pas au hasard comme la foudre; plutôt, elles sont cumulatives. L'état de notre dos nous renvoie le reflet de la manière dont nous en usons et en abusons.

Un jour ou l'autre, les effets de douzaines de chutes, d'accidents, de chocs émotionnels, d'une alimentation carencée et d'une mauvaise posture se font sentir sous forme de douleurs du dos. Chez la plupart d'entre nous, ces douleurs se manifestent plus tôt que tard. Voyons quelles catégories d'individus sont les premières touchées et à quel moment.

Les individus les plus touchés

Même si les accidents sont responsables d'un nombre élevé de blessures au dos, la plupart d'entre elles surviennent lorsqu'on s'affaire à répéter des mouvements qui n'avaient jusqu'alors entraîné aucune répercussion fâcheuse. On recense les douleurs du dos principalement parmi le groupe âgé entre 16 et 44 ans. Les personnes les plus à risque sont celles qui ont déjà souffert d'un mal de dos; quelque 80 p. cent d'entre elles souffriront une rechute. Il semble pourtant qu'à la fin tout un chacun y soit exposé, notamment:

- les enfants et les adolescents, par suite d'un accident, mais aussi parce qu'ils se tiennent mal, qu'ils portent des charges trop lourdes, qu'ils manquent d'exercice ou qu'ils exagèrent dans l'autre sens et qu'ils se blessent en pratiquant un sport (les enfants en bas âge peuvent souffrir de douleurs du dos en conséquence d'une déformation relative à la naissance);

- les adultes qui sont dans la fleur de l'âge, pour un tas de raisons qui touchent la vie familiale, le travail et les loisirs. Voici les principales causes des douleurs du dos chez les adultes:

La vie familiale. Soulever les enfants, déplacer un meuble, mal se tenir en faisant le repassage, en changeant les lits, en passant l'aspirateur, en jardinant, en faisant le ménage en général et en récurant la salle de bains en particulier, en conduisant la voiture, etc.

Les loisirs. Pratiquer un sport vigoureux sans échauffement préalable pour quelqu'un qui ne prend pas suffisamment d'exercice.

Au travail. On dénombrait 33 000 *accidents* touchant le dos au Royaume-Uni en 1992-1993 et 500 000 affections dorsales (non pas des maladies) découlant des activités professionnelles.

Voici quelques-unes des occupations les plus susceptibles d'entraîner des problèmes au dos:

- les infirmières, dont près du dixième souffre d'une blessure au dos à un moment ou l'autre de leur vie professionnelle. Ainsi, au R.-U., les coûts afférents à l'absentéisme et au remplacement des infirmières en raison des douleurs du dos se chiffrent à près de 120 millions de livres sterling par année.
- Les opérateurs d'ordinateur à écran de visualisation, qui souffrent de maux de dos dans une proportion de 80 p. cent.

- Les employés de bureau et autres qui travaillent assis souffrent autant de douleurs du dos que les ouvriers et les travailleurs manuels.
- Les personnes qui conduisent un véhicule sont trois fois plus susceptibles de souffrir de douleurs du dos que celles dont l'occupation n'exige pas la conduite d'un véhicule.
- Les personnes âgées, dont la colonne est usée par suite des effets cumulés de leur longue vie, de la gravité, des chocs et des coups reçus, et de leurs mauvaises habitudes. Celles qui souffrent d'arthrite aux hanches et aux genoux peuvent également finir par avoir mal au dos, en raison de la mauvaise posture que les douleurs arthritiques peuvent leur imposer.
- Les fumeurs invétérés, dont la circulation sanguine subit les répercussions du tabagisme à long terme, se remettent généralement moins bien d'une blessure au dos.
- Les individus qui font un usage abusif de stupéfiants et d'autres substances entraînant une dépendance, dont les tissus sont moins sains, sont enclins aux blessures et mettent plus de temps à se rétablir.

En résumé

Les douleurs du dos sont causées par un grand nombre de facteurs et touchent pour ainsi dire tout le monde. Dès lors qu'elles se manifestent, elles continueront de sévir à moins que des mesures soient prises en vue de les soulager. Il vous revient de faire quelque chose. En premier lieu, il importe de mieux connaître votre dos et ses fonctions.

CHAPITRE 2

Le dos et ses secrets

De quoi est-il fait et comment fonctionne-t-il?

En plus de soutenir notre tronc, le dos remplit deux fonctions importantes: il nous permet de nous mouvoir librement et protège la moelle épinière. Le mouvement est nécessaire à la santé, alors que la protection de la moelle épinière est chose essentielle puisqu'il s'agit du prolongement vital, mais combien délicat, du cerveau qui porte les facultés de mouvement et de sensations dans toutes les ramifications de l'organisme.

Il existe un lien étroit entre l'esprit et le corps humain, que l'on peut percevoir mieux encore dans la région du dos et plus précisément au niveau de la colonne vertébrale. C'est là que notre dos devient le théâtre de nos émotions. Les effets de tous nos gestes se répercutent sur notre dos. Aussi, non seulement trouve-t-on de nombreuses causes aux douleurs du dos, mais également de nombreux moyens de les soulager.

Cependant, la première chose qui s'impose avant d'entreprendre un traitement consiste à comprendre le fonctionnement du dos, son interaction avec les membres du corps et à déceler ce qui est nécessaire à sa bonne forme et sa santé.

La colonne vertébrale

Ainsi qu'on le voit à la Figure 1, la colonne vertébrale consiste en une série de 24 os séparés appelés *vertèbres*, de cinq vertèbres sacrées composant le sacrum et de quatre autres formant le coccyx. Entre chacune des vertèbres se trouve un *disque intervertébral* servant à absorber les chocs. C'est l'ensemble des vertèbres et des disques intervertébraux qui forment la *colonne vertébrale*, composée de 7 vertèbres cervicales, 12 vertèbres dorsales et 5 vertèbres lombaires. Quatre courbures dessinent la colonne (*voir Figure 1*).

Un alignement d'arcs osseux formant un tunnel court le long de la colonne; ils sont fixés à l'arrière de chacune des vertèbres, à la manière des poignées d'un tiroir. Chacun des arcs vertébraux compte une aspérité, une «épine», qui en ressort; il s'agit des bosses noueuses qui sont palpables dans notre dos (*voir Figure 2*).

Le tunnel composé des arcs vertébraux, tapissé et couvert de longues bandes de tissu élastique, s'appelle *canal vertébral*. Il abrite un important centre de communication: la *moelle épinière*. Les seuls trous dans ce tunnel se trouvent des deux côtés de chacune des vertèbres; il s'agit de trous de conjugaison par lesquels les nerfs sortent de la moelle épinière en toute sûreté pour se ramifier dans les différentes régions du corps.

Chacun des nerfs rachidiens veille sur une série de tissus organiques, se ramifiant vers les os, les muscles, les articulations, les organes internes et la peau. La plupart des régions se partagent quelques nerfs, de sorte qu'il existe un circuit de réserve advenant qu'un nerf soit endommagé.

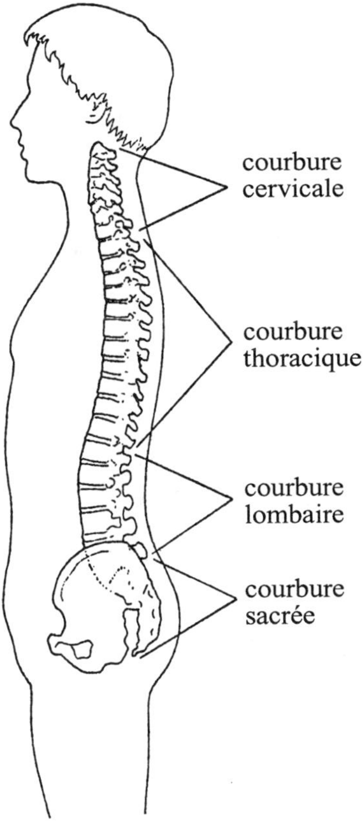

Figure 1. Les quatre courbures de la colonne vertébrale

Afin que les racines des nerfs rachidiens puissent sortir de la colonne sans faire naître une douleur, chacun des trous de conjugaison doit être:

- dégagé afin de ne pas toucher les os vertébraux qui font saillie (ceux-ci contribuent souvent dans le vieil âge à une forme d'arthrose appelée *spondylose*);

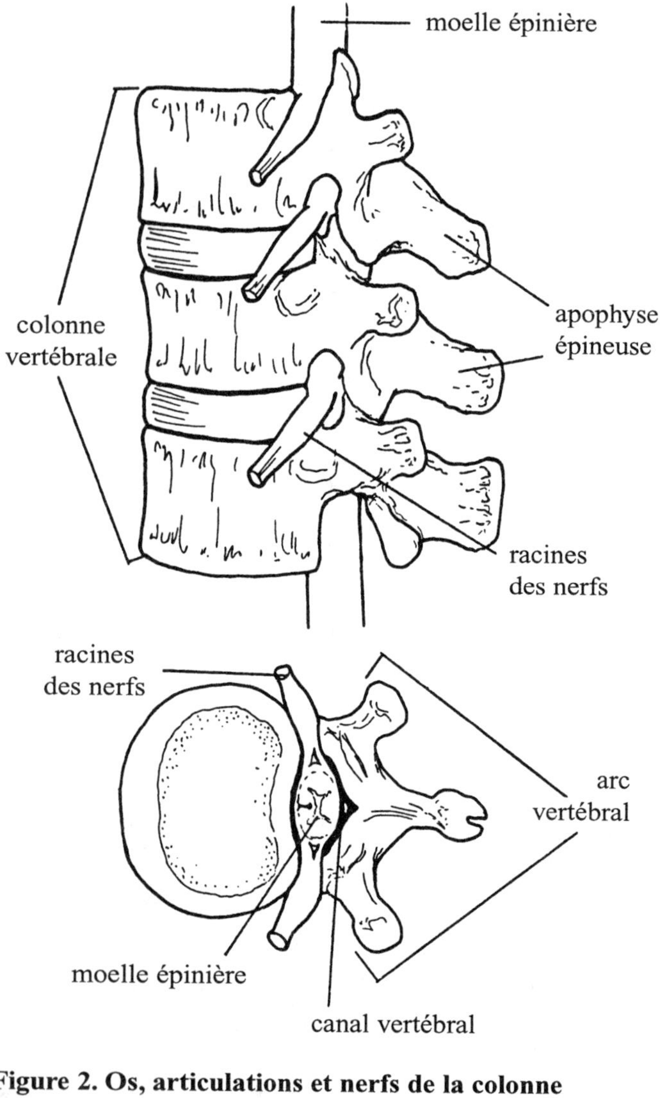

Figure 2. Os, articulations et nerfs de la colonne vertébrale

- exempt de tout ligament cicatriciel, capsule articulaire et disque délabré;
- bien irrigué par des vaisseaux sanguins sains desservant les racines des nerfs;
- bien drainé, de sorte que les déchets liquides, qui pourraient s'y accumuler, n'irritent pas les nerfs.

La colonne vertébrale compte quelque 150 *articulations*, soit des points de jonction où les os se touchent et font levier. Il existe deux chaînes de *facettes articulaires*, qui courent de chaque côté des «bosses» de la colonne, sous une masse musculaire. Elles permettent à chaque vertèbre de se mouvoir en douceur, indépendamment de ses voisines.

La colonne vertébrale s'attache également à la tête, aux côtes et au *bassin*. Ce dernier est formé des os inférieurs de la colonne, le *sacrum* de forme triangulaire situé au-dessus de la raie des fesses, le *coccyx* et les *os iliaques* (les deux os des hanches).

Ces jointures (là où la colonne s'articule à la tête, aux côtes et au bassin) sont les lieux où surviennent les blessures au dos. Chacune de ces jointures peut supporter une quantité donnée de poids et de mouvement, au-delà de laquelle une blessure risque de survenir.

L'importance des disques vertébraux

Les disques (*voir Figure 2*) ont une importance vitale pour la colonne vertébrale; sans eux, nous aurions la rigidité de qui aurait avalé un parapluie. Nous serions droits comme un «i» et raides comme un piquet. Les disques s'attachent fermement aux surfaces planes du dessus et du dessous de chaque vertèbre; ils amortissent les chocs provoqués par les mouvements de la colonne et lui donnent sa flexibilité.

Les disques peuvent remplir ces fonctions en raison de leur structure qui leur confère force et flexibilité. La force provient des *anneaux fibreux* périphériques des disques intervertébraux, une paroi extérieure composée de nombreux anneaux fibreux et concentriques, dont chaque étage va dans une direction quelque peu différente des autres. Ainsi, ils conservent leur force quelle que soit la manière dont on les étire. La flexibilité provient de leur centre mou, le *noyau gélatineux*, qui consiste en un gel épais maintenu entre les vertèbres sous l'effet d'une haute pression.

Le fonctionnement des disques vertébraux

La gravité et la compression expriment un fluide du noyau gélatineux qui s'introduit dans les vertèbres environnantes et qui fait office d'éponge. Cet effet n'est inversé qu'en position couchée ou assise; alors le fluide imbibe à nouveau les disques qui retrouvent leur ressort. Voilà pourquoi nous sommes un peu plus grands au réveil qu'au coucher.

Les disques s'assèchent au fil des ans, de même que tous les tissus de l'organisme. Le centre des disques perd donc un peu de son humidité et ses parois durcissent. En conséquence, la colonne devient plus raide à mesure que nous vieillissons, ce qui trouve une heureuse répercussion: les risques inhérents aux ennuis discaux diminuent d'autant.

Comment se forment les courbures de la colonne?

Vue en coupe transversale, la colonne vertébrale d'un nouveau-né a la forme d'un «c». Lorsque ce dernier peut se tenir la tête droite, les muscles de son cou commencent à exercer une tension sur sa *colonne cervicale* (la portion du cou) qui forme la première de deux courbures à concavité postérieure. Ce phénomène s'appelle *lordose cervicale*. Lorsque le nourrisson apprend à s'asseoir, les muscles de ses lombes façonnent une nouvelle courbure en direction de la taille; il s'agit cette fois d'une *lordose lombaire*.

La région entre les deux courbures à concavité postérieure, située au niveau de la poitrine, est appelée *cyphose thoracique*. Cette concavité tournée vers l'arrière est assortie à ses extrémités par les courbures à la nuque et au bassin.

De la tête aux coccyx, cette ligne sinueuse faite d'os et de jointures (*voir Figure 1*) protège son précieux contenu contre les chocs mécaniques, les contraintes et les pressions en les amortissant.

Les mouvements du dos

En plus de protéger la moelle épinière, le dos a pour fonction de se mouvoir. Le mouvement est possible aux facettes articulaires, aux joints discaux et thoraciques, mais il est limité par les muscles et les *ligaments*, soit de solides rubans de tissu élastique et fibreux qui font office de ruban cache entre les articulations.

S'il y avait frottement des os au niveau des joints, un feu viendrait à se déclencher. Cette friction et la douleur qu'elle produirait nous sont épargnées par la présence du *cartilage hyalin*, un tissu résistant mais élastique qui recouvre les surfaces des articulations. Les os sont retenus par une *capsule articulaire*, dont la paroi intérieure (appelée *membrane synoviale*) sécrète et réabsorbe un liquide filant (appelé *synovie*) qui lubrifie les articulations mobiles. On ne trouve aucun vaisseau sanguin entre les surfaces articulaires que l'action du poids et du frottement endommagerait. La synovie est chargée de nourrir et de lubrifier ces surfaces tout comme si elles baignaient dans l'huile (*voir Figure 3*).

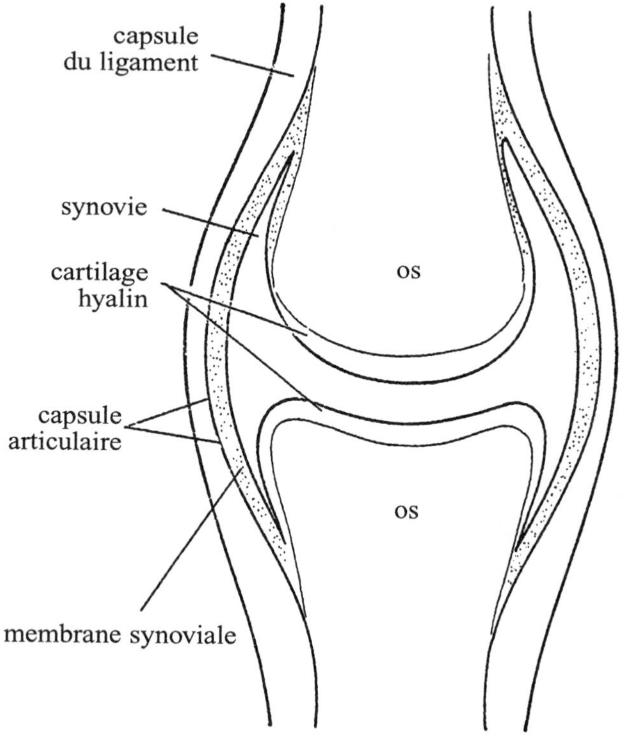

Figure 3. Les articulations mobiles

Les joints articulaires sont donc bien conçus en prévision du mouvement, mais il leur manque un élément afin de le provoquer. C'est ici que les *muscles* entrent en jeu.

Le rôle des muscles et des nerfs dans le mouvement spinal

Les muscles sont constitués d'innombrables fibrilles réunies à leurs extrémités de manière à former des rubans plus résistants appelés *tendons*. Ces derniers attachent les muscles à la charpente osseuse, prenant racine dans la membrane qui constitue l'enveloppe des os, le *périoste*.

Les muscles grâce auxquels on peut mouvoir les os sont les *muscles squelettiques*; ces derniers peuvent se contracter volontairement, comme c'est le cas des biceps, ou exercer un contrôle constant sur la posture sans le concours de notre volonté. (Il existe un autre type de muscles, dits *involontaires*, chargés des mouvements automatiques tels que la respiration et la chair de poule.)

Afin de se mouvoir, les muscles squelettiques doivent percevoir un signal émis à leur intention par les *nerfs moteurs*. Il s'agit de fines chaînes de cellules assurant la liaison entre le cerveau et les muscles par l'intermédiaire de la moelle épinière. La volonté du mouvement est transformée en un signal électrique qui court d'une cellule nerveuse à l'autre, sautant les interstices (ou *synapses*) grâce à l'intervention de passeurs chimiques, les *neurotransmetteurs*.

Lorsque le message atteint le muscle concerné, le courant électrique déclenche à nouveau une série de réactions chimiques par suite desquelles le muscle se contracte. Cette contraction fait se mouvoir les os des articulations environnant le muscle en question. Les *biceps*, par exemple, couvrent les épaules et les coudes et influent sur eux afin que vous puissiez porter une cuiller à la bouche.

L'importance du sang et de la lymphe

Toutes les structures dont il a été question jusqu'ici dépendent du sang pour leur bon fonctionnement. Celui-ci est acheminé vers des vaisseaux toujours plus fins, jusqu'à parvenir aux *capillaires*, dont les fines parois n'ont qu'une cellule d'épaisseur et dont chacun alimente un petit groupe de cellules.

C'est ici, au niveau tissulaire, que l'oxygène et les aliments dissous pénètrent les cellules. Le sang usé est ensuite ramené vers les poumons où il absorbera de l'oxygène provenant de l'air que nous inspirons. Les substances tirées des aliments y seront à nouveau mélangées et seront retournées dans les tissus par la pulsation cardiaque.

Toutes les cellules produisent un liquide organique appelé *lymphe*. La lymphe est exprimée de minuscules tubes que l'on appelle *vaisseaux lymphatiques* qui forment un réseau parallèle à celui des veines.

La lymphe doit franchir plusieurs points de filtrage le long de son parcours vers le coeur, après quoi elle retourne dans le courant sanguin. Ces points de filtrage se trouvent dans certains replis du corps tels que les aisselles et l'aine, que l'on appelle communément «glandes». En fait, il faudrait plutôt parler de *noeuds* lymphatiques qui servent à filtrer la lymphe et à supprimer toute matière infectieuse à l'aide de cellules immunes produites au niveau des noeuds.

L'importance de l'exercice physique

Contrairement aux artères, dans lesquelles le sang est propulsé grâce aux pulsations du coeur et des artères, les veines et les vaisseaux lymphatiques sont dénués de toute pulsation. Le coeur contribue peu au retour du sang et de la lymphe usés en vue de leur recyclage. Cela se produit sous l'effet de l'exercice physique, par lequel la contraction des muscles entourant ces vaisseaux exprime ces liquides qui retournent vers le coeur.

La santé du système circulatoire tient donc à nos mouvements, c'est-à-dire à l'exercice physique. À son tour, notre aptitude face à l'exercice physique tient à la mobilité de notre colonne vertébrale. Autrement dit, la circulation des fluides organiques et la santé du dos sont étroitement liées.

L'importance du tissu conjonctif

Un composant important manque à l'explication donnée jusqu'ici: le *tissu conjonctif*. Celui-ci fait une gaine à toutes les structures du corps humain, notamment à la colonne vertébrale et à ses attaches.

Le tissu conjonctif se retrouve partout, dans tous les muscles, les os, les nerfs, les vaisseaux sanguins et lymphatiques, dans tous les organes. Tous sont couverts d'une gaine moulante de tissu conjonctif.

Des tissus conjonctifs particuliers forment les ligaments, les parois discales, les capsules articulaires et les tendons. En certains endroits, notamment à la partie inférieure du dos, de larges rubans de tissu conjonctif (appelés *fascia*) assurent le maintien des muscles du dos et des épaules.

On trouve également de larges bandes de fascia entre les couches musculaires qui font office de stabilisateurs additionnels. De plus, elles servent de filtres entre différentes régions de l'organisme, de sorte qu'elles préviennent la propagation de l'infection.

Le tissu conjonctif a une chose en commun avec les structures dont nous avons parlé jusqu'ici: il se déchire et est sensible à la douleur.

En résumé

Voilà pour l'angle mécanique! Mais, qu'est-ce au juste que la douleur et quel type de lésion les douleurs du dos peuvent-elles entraîner? Quels sont leurs principaux catalyseurs et quels sont leurs facteurs de risque? Dans le prochain chapitre, nous aborderons la douleur et ses causes et nous verrons quelles sont les considérations d'un praticien de la santé lorsqu'on le consulte à cause de douleurs du dos.

CHAPITRE 3

Les causes et les facteurs de risque

Quels sont-ils et comment se manifestent-ils?

La santé du dos humain tient à de nombreux facteurs qui se regroupent en trois catégories: ils sont d'ordre structurel, nutritionnel et émotionnel.

Les facteurs structurels concernent la mécanique des composants de la colonne vertébrale, tandis que les facteurs nutritionnels influent sur la fabrication et l'entretien des matériaux de celle-ci, et que les facteurs émotionnels agissent sur les tensions intérieures que nous imposons à la structure.

Soulignons d'entrée de jeu que, généralement, les douleurs du dos *ne résultent pas seulement d'un trop grand effort imposé à la mécanique*. Le dos est un indicateur de notre état de santé en général et une contrariété émotive peut provoquer des spasmes douloureux aussi facilement qu'une surcharge de poids mal soulevée.

De plus, si l'alimentation d'un individu est carencée au cours de sa croissance ou pendant une période de bouleversement émotionnel, les choses peuvent s'aggraver, ses tissus étant plus enclins aux déchirures et la cicatrisation plus lente.

La structure, la nutrition et les émotions, formant un trio, sont les trois composantes essentielles de la santé. Si l'une ou l'autre est le moindrement déficiente, l'équilibre est rompu et la santé est remise en cause.

Souvent, la cause immédiate d'une douleur du dos est d'ordre mécanique mais un bon thérapeute cherchera à connaître vos habitudes et vos antécédents, de manière à déceler si d'autres facteurs y ont contribué, pour lesquels vous seriez prédisposé.

Il vous interrogera sur vos habitudes alimentaires et sur les perturbations émotives qui vous remuent. Peut-être, se trouve-t-il un confrère ou une consoeur qui vous «monte sur le dos»? Êtes-vous du type à «porter le fardeau d'autrui sur vos épaules»?

Une souffrance d'ordre émotif peut aisément entraîner une douleur physique et inversement. Aussi faut-il scruter de plus près les causes de la douleur. En quoi consiste-t-elle au juste? Pourquoi certains y sont-ils plus enclins que d'autres? De façon plus directe, qu'est-ce qui a causé *votre* douleur et est-elle grave?

Anatomie de la douleur

Il faut savoir que nous éprouvons la douleur seulement après que le cerveau l'ait fait passer sur le plan de la conscience. La douleur ne survient pas au niveau des tissus ou des nerfs douloureux, qui n'en sont que les messagers en quelque sorte. La douleur est toujours une créature de l'esprit, ce qui ne signifie pas qu'elle soit imaginaire. Il ne se trouve aucun événement quantifiable qui soit douleur, en dehors de l'esprit humain.

Étant donné que la douleur ne se mesure pas, il serait injuste de juger de la douleur d'autrui en fonction de ce que l'on croirait être notre réaction dans une même situation. Nous pouvons cependant être mieux en mesure d'y faire face en modifiant notre attitude envers elle.

Le rôle positif de la douleur

La douleur est l'une de nos meilleures armes contre les blessures car elle nous convainc d'éviter l'activité qui l'a entraînée. Afin que la douleur soit un système d'alarme efficace, les nerfs qui la déclenchent doivent se ramifier sur tout le corps; presque tous les tissus sont composés de nerfs sensibles à la douleur dont les extrémités sont dotées de *récepteurs de la douleur* (c'est-à-dire qu'ils *reçoivent* le signal douloureux).

Qu'est-ce qui déclenche la douleur?

Le principal déclencheur de la douleur tient au délabrement des tissus organiques, enregistré par les récepteurs de la douleur (ou *nocicepteurs*). On trouve également d'autres types de déclencheurs qui s'activent lorsque les limites ont été dépassées, par exemple:

- une exposition exagérée au froid ou à la chaleur;
- une exposition à la lumière trop vive;
- une exposition à un bruit trop fort;
- une exposition à une pression trop forte (ou *compression*);
- une circulation trop faible;
- une enflure trop forte;
- un étirement exagéré.

Ce genre de réaction à la douleur protège tant nos sens (la vue, l'ouïe, l'odorat, le goût et le toucher) que nos organes internes (p. ex. le coeur, les poumons, l'estomac, les organes génitaux).

Voyons comment les organes internes enregistrent la douleur et comment cela se répercute sur le dos.

Les différents types de douleur

Quantité de symptômes furent énumérés au premier chapitre, mais il existe d'autres types de douleur qui complètent ce tableau. Par exemple, les organes internes sont sensibles aux étirements intérieurs, à la pression exercée sur eux et à l'irritation causée par les poisons organiques (les *toxines*).

Une douleur est ressentie lorsqu'un bouquet de récepteurs nerveux d'un organe est exposé à une atteinte extérieure. La douleur n'atteint pas nécessairement l'organe en question; elle peut se répercuter dans une autre région ayant cependant en commun avec l'organe, la même voie d'accès nerveuse vers le cerveau. On parle alors de *douleur projetée* dans une autre région.

Bon nombre de régions touchées par la projection de la douleur se trouvent dans le dos, ce qui ne simplifie pas l'identification de la cause de la douleur (voir «Autres causes des douleurs du dos», p. 47). La Figure 4 montre à quels endroits peut se répercuter la douleur provenant de divers organes. Voilà pourquoi vous devriez consulter un professionnel de la santé advenant que votre état ne s'améliore pas.

On décrira également la douleur en termes d'*irradiation douloureuse*. Ces mots disent bien de quoi il s'agit; la douleur irradie de sa source le long des structures connectées à l'endroit précis de la maladie ou du *traumatisme* (la blessure). Il ne s'agit pas nécessairement d'une lésion nerveuse, bien que l'on parle souvent de «nerf coincé» afin de décrire ce type de douleur.

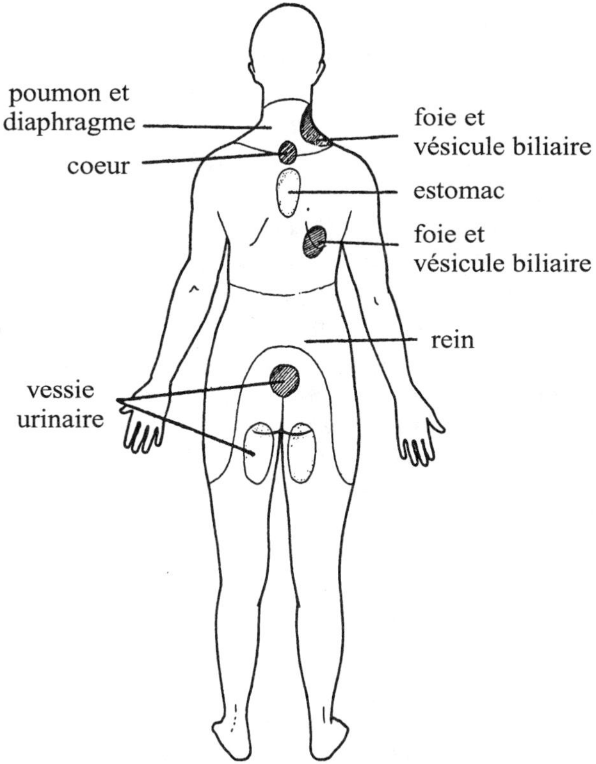

Figure 4. Régions où peut se répercuter la douleur en provenance de différents organes

L'irradiation douloureuse peut être causée par un spasme musculaire prolongé. Ainsi, un muscle fermement contracté que l'on ne pourrait décontracter occasionnerait une douleur en raison de l'interruption de la circulation sanguine, d'une accumulation de déchets liquides et d'une douleur localisée là où le tendon s'attache à la surface osseuse.

Les termes *aiguë* et *chronique* servent également à qualifier la douleur. En langue courante, elles signifient que l'on souffre atrocement; dans le jargon médical, aucune ne sert à décrire la gravité du problème.

Une douleur *aiguë* survient sans prévenir et dure peu. Les statistiques nous apprennent que la majorité des douleurs aiguës touchant le dos se résorbent en l'espace de trois à cinq jours. Lorsque le problème ne part pas complètement et qu'il resurgit de temps en temps, on parle alors de *douleur récurrente.*

Une douleur *chronique* survient généralement pendant une période prolongée (bien que sa première manifestation puisse être aiguë) et elle sera récurrente.

Douleur et posture

Des nerfs sensibles à la douleur sont disséminés à travers l'ensemble du *système musculaire* et squelettique (les os et muscles qui constituent la charpente du corps humain), en particulier au niveau du tissu conjonctif qui s'avère très sensible aux *changements de position* enregistrés par le système nerveux.

Un courant continu passe des nerfs du tissu conjonctif à la moelle épinière. De là, il se rend ensuite aux centres régissant l'équilibre situés dans le cerveau et l'oreille interne. Des ordres sont alors renvoyés vers les muscles concernant la force de l'information reçue. Il en résulte un rajustement continuel de la tension au niveau des muscles posturaux, par lequel on se redresse; il s'agit d'un autre moyen dont notre corps dispose, hormis la douleur, afin de nous protéger contre les blessures.

Une région du dos devient parfois hyper-sensible en raison d'une très grande activité nerveuse; c'est alors que le dos risque le plus de souffrir d'une blessure.

Qu'est-ce qui entraîne les blessures dorsales ordinaires?

Au même titre qu'il peut ignorer un signal de douleur lorsqu'autre chose vous occupe, le cerveau peut sans cesse le rappeler à votre attention quand vous êtes effrayé ou chagriné. De la même manière, le cerveau peut choisir d'ignorer ou de souligner les signaux qu'il reçoit concernant le niveau de tension dans vos tissus.

Selon les conclusions d'une recherche menée pendant dix ans aux É.-U., le cerveau est en mesure de régler le volume des signaux qu'il perçoit en provenance de certaines sections de la colonne vertébrale. Ainsi, il peut soit faire fi des plaintes lancées par les tissus tendus, soit se montrer plus sensible à leurs messages. De tels ajustements aux signaux de tension parvenant au cerveau surviennent autant en période calme qu'en période de vacarme.

Lorsque la communication nerveuse est étroitement surveillée et le volume augmenté, le niveau de la réponse en provenance du cerveau est plus élevé. Autrement dit, les messages qui retournent aux muscles peuvent provoquer des spasmes au lieu de procéder à un ajustement délicat.

Par exemple, si le superhéros de votre maisonnée soulève pendant deux jours d'affilée des pavés et des pierres, qu'il s'assoit enfin pour prendre une tasse de thé méritée et que son dos le terrasse au moment où il s'avance vers sa tasse, il s'écriera: «Je voulais simplement soulever la tasse!» Pourtant, que s'est-il réellement produit?

Depuis les deux derniers jours, son cerveau disait à ses moniteurs de tension tissulaire d'endurer les efforts provoqués par le poids des dalles et des pavés. Il a donc fallu baisser le volume des communications. Lorsqu'il s'est enfin assis, les moniteurs de tension ont enregistré un silence étrange. Le volume est alors monté. Il s'est penché afin de saisir sa tasse et, soudain, le bruit émis par ses moniteurs de tension est devenu assourdissant. Le cerveau est aussitôt alerté et met les freins; en ce cas, il s'agit des muscles responsables des mouvements que l'on fait en se penchant vers l'avant. Un spasme parcourt le dos et l'individu ne parvient plus à bouger.

Il ne s'est rien démis, mais il est en quelque sorte contraint par une attelle musculaire; l'ignorer comme il a ignoré ce qu'il imposait à son dos avant que la chose ne survienne pourrait entraîner des lésions plus graves. (Afin de connaître les premiers soins à administrer en cas de douleur lombaire aiguë, consultez le Chapitre 4.)

Il faut donc se préparer de façon graduelle avant de soulever de lourds fardeaux et posséder la forme physique pour ce faire. N'accomplissez aucun travail physique exigeant, que vous vous penchiez, que vous souleviez des charges ou que vous vous tourniez de façon répétitive, sans faire de pauses fréquentes.

La douleur

Jusqu'ici, nous nous sommes intéressés à différents types de douleur. Toutefois, en soi, la douleur est chose complexe. Il s'agit d'une association de sensations et de réactions qui font appel à nos émotions. Les expériences passées se répercutent sur chacun de différentes manières. Certains se ceignent les reins d'un corset dès l'apparition du premier signe de douleur, tandis que d'autres se retrouvent en position allongée, incapables de remuer, mais exerçant un contrôle mental sur leur douleur parce qu'ils en connaissent la cause. Chez un grand nombre, la moitié du combat consiste à conquérir la peur qu'inspire la douleur.

L'autre moitié du combat consiste à se défaire de la douleur. Voyons pourquoi cela est nécessaire, audelà du simple fait de nous apporter le soulagement.

Le rôle négatif de la douleur

La douleur, c'est chose connue, amplifie un choc. À son tour, ce dernier entrave la circulation, dont le rôle est central dans le processus de cicatrisation. En conséquence, atténuer la douleur favorisera la cicatrisation.

La douleur épuise la réserve d'énergie, car il en faut davantage afin de lutter contre une blessure ou une maladie; ainsi, atténuer la douleur augmentera nos réserves d'énergie.

Lorsque l'organisme est aux prises avec la douleur, il est souhaitable d'employer des moyens naturels de l'atténuer; l'ingestion d'analgésiques ou d'antidouleurs n'est pas la seule avenue (voir l'encadré aux p. 91-94 du Chapitre 5).

Réactions à la douleur

Le degré de sensibilité varie grandement d'un individu à l'autre. On parle souvent de «seuil de douleur». Il s'agit du degré de souffrance (ou *stimuli*) à partir duquel quelqu'un ressentira une douleur. Un individu dont le seuil de douleur est élevé pourra endurer davantage de stimuli douloureux qu'un autre dont le seuil est faible. Conséquemment, le combat contre la douleur est fonction du seuil de douleur de chacun.

Dès lors que le cerveau ou la colonne vertébrale capte des signaux traduisant une douleur, les mesures visant à la réduire sont mises de l'avant. Le cerveau émet alors un message à l'intention des cellules présentes dans la moelle épinière chargées d'amortir les stimuli douloureux en produisant des antidouleurs naturels, les *endorphines*. On trouve également dans le sang des substances chimiques chargées de réduire la douleur au niveau local.

La recherche a démontré que les individus gravement blessés, les femmes qui accouchent et les athlètes peuvent produire de fortes concentrations d'endorphines et d'autres antidouleurs naturels. Il semble qu'ils soient alors moins sensibles à la douleur s'ils ont reçu l'encouragement de leurs proches, qu'il s'agisse des ambulanciers, d'une sage-femme ou de leur entraîneur. Peut-être peuvent-ils alors puiser plus profondément dans leurs ressources instinctuelles et augmenter leur production d'antidouleurs naturels?

Il existe une autre voie naturelle pouvant évacuer la douleur, formulée par la «théorie du portillon».

La théorie du portillon

La théorie du portillon, élaborée en 1965, affirme que les signaux porteurs de douleur qui naviguent dans le système nerveux ne parviennent au cerveau que dans la mesure où un nombre suffisant leur permet d'atteindre un portillon imaginaire et de l'ouvrir. Cette théorie est fondée sur l'existence d'un seuil de douleur.

Alors que les fibres nerveuses chargées d'acheminer la douleur transmettent leur message plutôt lentement, les fibres transmettrices du toucher, légères et rapides, sont activées afin de battre les premières au portillon et de le refermer derrière elles. Autrement dit, un toucher agréable peut bloquer le passage d'une douleur.

Le traitement des douleurs du dos à partir de la théorie du portillon

Lorsque nous nous frappons, d'instinct nous massons l'endroit où le contact brutal a eu lieu afin d'atténuer la douleur et cela suffit, à moins que la douleur ne soit aiguë. Certaines thérapies reposent sur le même principe afin de soulager les douleurs du dos, notamment:

- le massage (voir Chapitre 7);
- l'acupuncture (voir Chapitre 9);
- l'électrostimulation transcutanée (voir Chapitre 5).

Les causes des douleurs du dos

À présent que vous connaissez mieux la nature du dos et de la douleur, penchons-nous de nouveau sur les douleurs du dos. Peut-être savez-vous ce qui les a déclenchées mais, même alors, peut-être les causes sont-elles plus nombreuses. Celles-ci varient à tel point qu'un individu n'est pas vraiment en mesure d'établir son propre diagnostic. Toutefois, certains symptômes sont plus révélateurs que d'autres. Intéressons-nous à quelques-uns.

Pourquoi il vous faudrait consulter un médecin

S'il s'agit de votre première crise de douleur lombaire, vous pourriez vous rassurer en consultant un médecin, si vous parvenez à vous rendre à son cabinet. Même si la douleur est atroce, il n'y a pas lieu de réveiller un médecin au milieu de la nuit. La plupart des crises se résorbent en l'espace de trois à cinq jours et *nul ne peut vous procurer un soulagement instantané*.

Toutefois, en certaines occasions, il vaudrait mieux consulter un professionnel sur-le-champ (voir également l'encadré des p. 45-47).

- Par suite d'une chute ou d'un accident, votre colonne peut être blessée, auquel cas il faudrait vous immobiliser.
- Advenant qu'un disque éclaté exerce une forte pression sur la délicate moelle épinière, ce qui peut entraîner une lésion permanente des tissus nerveux et gêner le fonctionnement des organes vitaux, si on néglige de se faire soigner.
- Si l'on est gravement malade (bien que cette peur accompagne souvent les douleurs du dos, la présence réelle d'une grave maladie ne vous laissera aucun doute).

Vous devriez également consulter un professionnel de la médecine lorsque vos symptômes désignent une maladie plutôt qu'un problème touchant votre dos. Vous pourriez trouver quelque soulagement en bichonnant votre dos, mais vous pourriez perdre votre temps à défaut de cerner le véritable problème. Prenons par exemple deux causes de douleurs lombaires qui peuvent s'avérer fatales si on les ignore: l'*anévrisme de l'aorte* (l'éclatement de l'artère principale) et une crise cardiaque.

Une *crise cardiaque ou infarctus du myocarde à la phase aiguë* cause normalement une profonde douleur à la poitrine qui peut se répercuter dans un bras ou dans la nuque et la mâchoire. Voilà un autre exemple de *douleur projetée* dans une autre région. Une crise cardiaque peut être accompagnée de douleurs du dos ou de symptômes d'une indigestion.

L'on ne peut ignorer les douleurs d'une crise cardiaque, qui peuvent aussi s'accompagner des symptômes suivants:

- l'essoufflement (les médecins parlent alors de *dyspnée cardiaque*);
- la nausée;
- des vertiges;
- une sensation d'étourdissement;
- avoir froid;
- sentir distinctement les battements du coeur (les *palpitations*).

Si vous avez l'un de ces symptômes, consultez un médecin sans plus tarder.

La douleur du dos peut être parfois si présente que vous en oubliez les autres symptômes pour lesquels vous devriez consulter un médecin. Faites en sorte qu'il n'en soit rien.

Quand consulter un médecin sans plus tarder

Si, de surcroît de vos douleurs du dos, vous dénotez les symptômes suivants (qui semblent indiquer une pression sur la moelle épinière), rendez-vous vite chez un médecin:

- l'absence de contrôle de la vessie ou des intestins, soit:
  - l'*incontinence* soudaine ou
  - l'absence de sensation née de l'envie d'uriner ou de déféquer, ce qui peut entraîner l'engorgement des voies concernées.
- Un engourdissement ou des fourmillements autour de l'anus ou des organes génitaux (on désigne ces deux régions agglomérées comme étant la «selle»).
- Tout affaiblissement d'un membre, notamment:
  - une sensation de faiblesse à un bras ou une jambe lorsque vous tentez de vous en servir ou
  - si votre pied s'affale sur le sol lorsque vous faites un pas et que vos muscles ne répondent pas à votre volonté.
- Une déperdition musculaire, c'est-à-dire qu'un muscle rapetisse par rapport à sa contrepartie (quoique les muscles des côtés droit et gauche ne sont pas de même grosseur, ceux que nous employons le plus étant mieux formés) ou alors une partie du muscle a perdu de son galbe et se trouve flasque.
- La perte de toute sensation dans l'une ou l'autre ou les deux jambes (toutefois pas en raison d'une mauvaise posture qui aurait gêné la circulation sanguine).

Consultez un médecin si vous décelez les autres symptômes qui suivent:

- une éruption cutanée ou toute autre apparition à la surface de la peau;
- une fièvre;
- la perte de l'appétit;

- une perte soudaine de poids sans raison apparente;
- des sueurs nocturnes;
- une sensation de faiblesse généralisée;
- la somnolence;
- la nausée;
- le vomissement;
- une aversion contre la lumière vive (la photophobie);
- des migraines sévères, en particulier si vous n'en avez jamais souffert.

Note: Si vous avez *soudainement* un torticolis en même temps que l'un des quatre derniers symptômes, consultez immédiatement un médecin. Vous pourriez souffrir de *méningite* (soit l'inflammation de la gaine qui contient la moelle épinière) ou d'une *hémorragie cérébrale* (un épanchement de sang au cerveau ou dans la boîte crânienne). En général, leur traitement ne pose pas de problème mais elles peuvent s'avérer fatales à défaut de les soigner.

Autres causes des douleurs du dos (non spinales)

De nombreux problèmes peuvent occasionner des douleurs du dos, à part les blessures dont nous avons parlé. Nous aborderons ici leurs symptômes et les explications relatives à chacun. Si vous déceliez l'un d'eux, consultez sans tarder un médecin. Sans avoir la gravité des symptômes que nous venons d'énumérer, ils pourraient entraîner de fâcheuses conséquences à défaut de les traiter. Vous pourriez souffrir de l'une ou l'autre des maladies suivantes selon que votre douleur:

- ne se modifie pas, même momentanément, lorsque vous bougez, vous reposez ou faites un mouvement quelconque; ou
- soit continue, qu'elle vous incommode jour ou nuit; ou encore
- qu'elle s'amplifie de façon régulière au fil des semaines ou des mois.

La grippe ou la fièvre

Si vous ne vous sentez pas bien, si vous faites un peu de fièvre et que vous éprouvez quelques douleurs lancinantes, vous pourriez avoir la grippe. Les symptômes similaires à ceux de la grippe sont souvent doublés de douleurs dorsales. Elles peuvent être causées par la grippe même, alors que l'organisme se sert des articulations et des muscles comme d'un site d'enfouissement pour les toxines durant son combat contre l'infection. Le système lymphatique les nettoiera ultérieurement (voir Chapitre 2), lorsque le combat contre la maladie sera gagné.

L'alitement prolongé peut également provoquer des douleurs dorsales chez celui qui est grippé. Le fait de reposer sur le dos pendant plusieurs jours et l'absence d'exercice physique ne font rien qui vaille pour le dos. Aussi, essayez alors de vous mouvoir doucement, le cas échéant.

Si votre température est très élevée, si vous frissonnez ou êtes en proie au délire, consultez un médecin sans plus tarder.

La pneumonie et la pleurésie

Si vos douleurs dorsales proviennent d'une autre douleur située au bas de la cage thoracique, au niveau des hanches, vous pourriez couver une infection pulmonaire. Vous pourriez éprouver une douleur à l'extrémité d'une épaule. Si vous toussez et que vous faites de la fièvre, et que vous avez du mal à inspirer, consultez un médecin sans plus tarder.

Les ulcères à l'estomac et au duodénum

L'estomac se trouve à la partie supérieure centrale de l'abdomen et se prolonge du côté gauche. C'est là que se retrouvent les aliments que vous avez ingérés, où ils sont décomposés dans une forte solution acide. Le duodénum est le court tube dans lequel circule ce liquide entre l'estomac et l'intestin grêle.

Les parois de l'estomac et du duodénum doivent être tapissées de mucus sain afin d'encaisser l'usure causée par les particules d'aliments coriaces et les puissantes substances chimiques nécessaires à leur décomposition. Lorsque la paroi de mucus devient érodée, il s'y forme un *ulcère*. Cette zone de tissu abîmé, qui saigne souvent, peut occasionner une sorte de brûlement au milieu du dos, que vient empirer l'ingestion d'aliments piquants ou gras. (Si l'ulcère saigne, vos selles seront noirâtres.)

Si vos douleurs dorsales varient en fonction de ce que vous mangez ou buvez, consultez votre médecin.

La pancréatite

Le pancréas est une glande utile à la digestion qui sert également à maintenir l'équilibre du sucre dans le sang. Situé derrière l'estomac, il sécrète les enzymes pancréatiques vers le duodénum par l'entremise d'un tube fin qu'il partage avec la vésicule biliaire.

Si un calcul biliaire obstrue ce tube, ou si vous buvez trop, le pancréas peut enfler, ce qui provoquera une douleur *intermittente* dans le milieu du dos. *Cette situation peut devenir dangereuse si*:

- un blocage grave cause une pression contre le pancréas;
- une beuverie ou une cuite a provoqué une grave inflammation;
- un ulcère duodénal s'est *perforé* (quand l'ulcère s'est érodé, une surface de la paroi duodénale est délabrée. Les sucs pancréatiques peuvent alors circuler librement à l'intérieur des organes abdominaux et dérégler leur fonctionnement.)

Dans ces cas, la douleur du dos ne passera pas inaperçue et sera souvent doublée d'une profonde douleur abdominale. *Il faut alors consulter de toute urgence un médecin.*

Les problèmes de la vésicule biliaire

La vésicule biliaire se trouve sous le foie, sur le devant de la partie inférieure de la cage thoracique. Elle sécrète un liquide, la bile, qui contribue à la digestion des graisses. Un calcul se forme souvent à cet endroit en raison de la composition même de la bile. Il n'y a pas lieu de s'en préoccuper à moins que le calcul ne devienne envahissant ou qu'une inflammation atteigne la vésicule, auquel cas elle sera douloureuse. De plus, vous pourriez éprouver une douleur à l'extrémité inférieure d'une omoplate, de même que des douleurs abdominales similaires à celles d'une colique et, possiblement, avoir la fièvre et des tremblements.

Consultez un médecin en présence de l'un ou l'autre de ces symptômes.

Les problèmes rénaux

Les reins se trouvent à l'arrière de l'abdomen, au-dessous de la ligne des côtes, de chaque côté de la colonne. Chacun est entouré d'un coussin de gras qui le protège, sans toutefois être exempté des blessures par suite de coups brutaux.

Les reins ont pour tâche de filtrer constamment les liquides organiques, de manière à maintenir l'équilibre chimique délicat dont nos cellules ont besoin afin de survivre. Les reins sécrètent leur propre déchet liquide, l'urine, et en retiennent l'eau dont l'organisme a besoin.

Des pierres peuvent se former dans les reins, ainsi que cela se produit à la vésicule biliaire; ce calcul, ainsi que toute forme d'infection, peut entraver ces processus délicats. Si vous avez la colique *intermittente* et une douleur lombaire, de concert avec la nausée, vous pourriez faire du calcul rénal.

Si le calcul rénal obstrue une *uretère* (un canal entre le rein et la vésicule), vous souffrirez une douleur atroce à l'abdomen, qui se répercutera à l'aine ou à l'entrecuisse.

Si vos douleurs lombaires sont constantes et sévères, si vous avez la fièvre et que votre urine est décolorée, vous pourriez souffrir d'une infection rénale. Dans ce cas, buvez de l'eau pure en grande quantité et consultez vite un médecin.

Les problèmes gynécologiques

Les femmes peuvent souffrir de douleurs dorsales particulières, imputables au réseau de nerfs qui court entre les lombes et les organes reproducteurs femelles, c'est-à-dire les ovaires, l'utérus, les trompes de Fallope, le col utérin et le vagin. Tous les problèmes gynécologiques peuvent occasionner des douleurs dorsales.

Les *douleurs menstruelles*, les crampes utérines et la tension prémenstruelle peuvent causer une douleur *diffuse* dans les lombes suffisamment grave pour interrompre les activités normales. Faites comme bon vous semble en pareille circonstance. En général, il faut se reposer, faire quelques exercices doux et se mettre une bouillotte.

La grossesse occasionne de temps en temps des douleurs du dos, notamment parce que les hormones produites alors rendent les tissus conjonctifs plus élastiques, très tôt en début de grossesse. Ainsi, le corps féminin devient extrêmement souple en prévision de l'accouchement, tout comme les tissus peuvent se distendre avant le jour voulu. Les articulations du bassin encourent particulièrement ce risque.

Une *descente de la matrice*, par laquelle les ligaments de l'utérus se distendent et propulsent la matrice dans le vagin, peut occasionner une douleur sourde dans le bas du dos, en plus d'exercer une pression sur la vésicule biliaire.

Une infection vaginale ou des trompes de Fallope (on parle alors de *salpingite aiguë*) peut également entraîner des douleurs dorsales. Elles peuvent être doublées de douleurs abdominales, de sécrétions vaginales ou de douleurs pendant un coït.

La majorité des causes de ces douleurs dorsales comportent d'autres symptômes, de sorte qu'on ne peut les confondre avec une blessure du dos. Si vos symptômes sont sévères, consultez votre médecin.

Les blessures spinales pour lesquelles il faut voir un médecin

Maintenant, vous devriez savoir ce qu'il en est de votre dos, de même que vous devriez avoir décidé s'il convient de consulter votre omnipraticien avant d'entreprendre une démarche naturelle en vue de remédier à vos douleurs. Mais, avant de prendre une telle décision, vous devez mieux connaître certains types de blessures du dos qui peuvent s'avérer dangereuses si l'on ne s'en préoccupe pas.

Lésion à la moelle osseuse

Si vous avez eu un accident de la route, si vous avez fait une chute ou si vous avez subi une forte secousse au cours des deux derniers jours et que vous remarquez ce qui suit:

- l'apparition de l'un ou l'autre des symptômes présentés dans l'encadré des p. 45-47;
- une faiblesse à l'un de vos membres;
- vous éprouvez de la difficulté à contrôler les muscles d'un membre depuis l'accident;

en pareils cas, vous pourriez souffrir d'une lésion à la moelle épinière. *Il faut alors consulter un médecin de toute urgence.*

Une fracture aux côtes

Par suite d'un coup reçu dans le dos ou les côtes, que ce soit lors d'une bagarre ou d'une chute, prenez garde à toute difficulté respiratoire, qui pourrait signaler ceci:

- une côte fêlée ou fracturée (pour laquelle il y a peu à faire mais, le sachant, vous userez de précaution dorénavant afin de prévenir une éventuelle perforation des poumons);
- une blessure grave à la colonne vertébrale.

Une fracture tassement des vertèbres

Si vous avez reçu un coup violent sans percevoir la moindre blessure externe, que vous êtes âgé et que vous éprouvez soudain une atroce douleur au dos (d'ordinaire au milieu du dos ou dans les lombes), vous pourriez avoir une ou plusieurs vertèbres fracturées. Une radiographie montrera un tassement cunéiforme des vertèbres, responsable de la douleur dans la région concernée. La douleur pourrait être projetée des deux côtés de la poitrine ou de l'abdomen. En pareille circonstance, il faut voir un médecin sans tarder.

La coccydynie

Si vous avez fait une chute et que vous êtes tombé à plat sur votre coccyx, et que vous constatez ceci:

- une douleur persistante;
- vous avez du mal à vous asseoir;
- vous éprouvez une douleur dans la région du coccyx lorsque vous déféquez;

vous souffrez peut-être d'une *coccydynie*. Vous vous remettrez avec le temps mais si, pour l'heure, la douleur est atroce, un médecin vous prescrira un analgésique injectable ou en suppositoires (voyez quels sont les premiers soins homéopathiques au Chapitre 4, p. 73 et 74). Si la douleur ne disparaît pas en l'espace de quelques mois, vous devrez peut-être consulter un ostéopathe ou un chiropracticien (voir Chapitre 7). Une chirurgie est très rarement nécessaire en pareil cas.

Lésions vertébrales de moindre gravité

Les types de lésions suivantes peuvent nécessiter les soins d'un médecin ou d'un thérapeute pratiquant une forme de médecine douce.

Les lésions discales

Prolapsus discal aigu. Cela survient lorsque la paroi extérieure d'un disque intervertébral se rompt, que le gel qui s'y trouve s'écoule et qu'il exerce une pression contre les tissus environnants. Les problèmes discaux surviennent généralement dans la région lombaire, à l'occasion dans le cou et rarement à la colonne thoracique (parce que les côtes servent de stabilisateurs). Les symptômes varient grandement en fonction de l'endroit où la protubérance s'exerce, mais parmi ceux qui révèlent une lésion discale, notons l'irradiation d'une douleur dans une jambe, parfois les deux, exacerbée par la toux, l'éternuement ou le rire.

Un traitement consistant en manipulations, massages et tractions peut accélérer le rétablissement et prévenir l'accumulation de tension musculaire au niveau du dos. Ici encore, la chirurgie s'avère très rarement nécessaire; on y aura recours, par exemple, afin de déloger des morceaux flottants d'os discaux que le canal rachidien n'aurait pas réabsorbés.

Prolapsus discal chronique. Lorsque les disques sont en piteux état, ils deviennent désalignés et leur délabrement s'accentue chaque fois que l'on se courbe, que l'on soulève un fardeau ou que l'on se tourne. Il s'ensuit une douleur lancinante doublée d'une raideur, caractéristiques de ces symptômes qui frappent d'ordinaire les gens d'âge moyen.

De nouveau, quelques manipulations, des massages, l'acupuncture et une modification de la posture apporteront le soulagement. Ce problème ne se pose plus dans le vieil âge, étant donné que les disques se dessèchent et que les ligaments durcissent.

Diverses lésions tissulaires

Les *tissus cicatriciels*. Bien que leur rôle soit primordial, la présence de tissus cicatriciels au mauvais endroit où en mauvaise quantité peut constituer une véritable menace pour le dos. Il s'agit d'une matière solide, plutôt inélastique, que l'on peut apercevoir après que l'on se soit coupé ou fait une entaille. Ces tissus se forment afin de refermer tout type de lésion cutanée, musculaire, osseuse, nerveuse ou conjonctive. En premier lieu, l'organisme en sécrète beaucoup trop, puis réabsorbe peu à peu l'excédent. Un tissu cicatriciel neuf est plutôt gommant et peut entraîner des *adhésions*, c'est-à-dire qu'il recollera les mauvaises couches de tissu, entravant alors leur glissement normal. Par contraste, un vieux tissu cicatriciel est souvent durci et tendre à la fois, entraînant une stagnation locale des liquides et des changements au niveau des tensions enregistrées dans tout l'organisme.

Certains croient que les problèmes dorsaux sont occasionnés par les régions marquées par un cycle continuel d'efforts prolongés et répétés, suivis d'une cicatrisation. Si cela survient à l'extérieur du canal rachidien, soit les muscles dorsaux et les ligaments le moindrement accessibles, les différentes manipulations s'avèrent très efficaces pour rompre ce cycle, notamment un massage habile utilisant la friction pénétrante.

Le *coup de fouet cervical antéro-postérieur*. Ce traumatisme est infligé aux victimes d'un accident de la route qui subissent le contrecoup de la collision sur toute la colonne jusqu'à la tête. Le choc force brièvement la colonne à se courber, puis à se redresser, à la manière d'une mèche de fouet. La tête se trouvant à la mèche du fouet, les tissus délicats du cou doivent encaisser le choc, qui peut aussi se répercuter sur toute la colonne, jusqu'au sacrum.

Il faut vite se faire traiter par suite d'un tel traumatisme.

Les lésions aux nerfs

Compression d'un nerf. Il s'agit généralement d'une pression exercée sur les racines des nerfs à l'intérieur du canal rachidien ou du trou de conjugaison par un os, un ligament, une cicatrice sur la gaine d'un nerf, une paroi discale ou le noyau d'un nerf. Il peut également s'agir d'une pression exercée sur un nerf rachidien au long de son parcours; la compression peut être provoquée par un spasme au fessier, ce qui est une cause fréquente de sciatique. Elle peut résulter d'une mauvaise cicatrisation des tissus cicatriciels. Les symptômes varient selon l'endroit touché et peuvent descendre le long de la colonne pour s'étendre à un bras ou une jambe. On peut également éprouver un engourdissement ou des fourmillements.

Si les causes de la compression sont extérieures au canal rachidien, un traitement faisant appel aux manipulations apporte d'ordinaire le soulagement (voir Chapitre 7). Par contre, si les causes se trouvent à l'intérieur du canal rachidien, le soulagement sera malaisé et vous pourriez devoir réviser vos activités. Une thérapie qui améliore la circulation sanguine contribuera à soulager l'inflammation, de même que des exercices de gymnastique douce, des étirements ciblés et l'évitement de toute activité ou position entraînant une douleur seront favorables. On pourrait vous conseiller l'injection de stéroïdes afin de vous procurer un soulagement rapide. La chirurgie est un ultime recours, étant donné qu'elle exige une cicatrisation (voir Chapitre 5, p. 109).

La *fibrose des racines nerveuses*. Si une protubérance discale ou osseuse cause une meurtrissure ou l'inflammation d'un nerf rachidien, la gaine de son tissu conjonctif peut devenir *fibreuse*. Il sera alors trop volumineux par rapport à l'espace dont il dispose ou il se trouvera coincé contre la paroi du canal rachidien. On ressent une douleur lorsque la région meurtrie est comprimée ou lorsque la région coincée est étirée.

On trouvera quelque soulagement en changeant de position. À long terme, il faudra veiller à favoriser la mobilité et la circulation à l'intérieur du canal rachidien.

Les tensions articulaires

Elles frappent communément la colonne vertébrale, en raison du nombre important d'articulations dans cette région et parce que nous faisons un mauvais usage de notre dos. La douleur encercle généralement la région touchée, et peut s'aggraver lorsqu'on soulève un fardeau et que l'on effectue certains mouvements qui exercent une contrainte sur les tissus blessés.

Voici quelques types de tensions articulaires que l'on soulage communément grâce aux thérapies naturelles:

- *Tension sur une facette articulaire*. On a alors l'impression de s'être démis un os.
- *Tension sur l'articulation d'une côte*. Elle est souvent accompagnée d'une douleur qui irradie de la poitrine au dos.

- *Tension sur l'articulation sacro-iliaque.* Elle cause une douleur entourant la raie des fesses et peut donner faussement l'impression que l'on souffre d'une sciatique.
- *Ligament lâche ou chroniquement tendu.* Lorsque certaines articulations ont été soumises de façon répétée à de fortes tensions ou à des étirements excessifs (p. ex., chez les gymnastes et les danseurs de ballet), les ligaments ne parviennent plus à limiter leur ampleur. Le traitement doit viser l'amélioration de la stabilité. Il n'est pas facile d'établir pareil diagnostic; aussi, la prévention est indiquée.

Les problèmes de la structure osseuse

Ils vont de la fêlure la plus fine au tassement d'une vertèbre endommagée. Les spécialistes de l'orthopédie (qui traitent les affections du squelette) vous seront de quelque secours, mais les fines fractures ne sont pas toujours visibles sur une radiographie et il faut leur accorder le temps nécessaire à la cicatrisation.

Les problèmes musculaires

Les lésions aux muscles dorsaux ne sont pas courantes. Elles surviennent durant l'exercice d'un sport violent ou tout de suite après, simplement parce qu'on a évité de réchauffer les muscles avant ou de se détendre après la séance d'exercice. Voici des problèmes d'ordre musculaire communément répandus qui réagissent bien aux méthodes naturelles:

- une tension musculaire inégale provoquée par de mauvaises habitudes, une mauvaise utilisation du muscle ou une blessure mal cicatrisée;
- le durcissement d'un muscle que l'on n'a pas employé depuis longtemps;
- une congestion (soit l'absence de circulation sanguine à un endroit précis) résultant d'une crispation chronique.

Les difformités

La colonne vertébrale recèle communément des difformités mineures que ne signale aucun symptôme. Si vous faites une *scoliose*, c'est-à-dire si vous avez une déviation de la colonne dans le sens transversal, et que vous sentez une tension monter à cet endroit, vous auriez intérêt à consulter un ostéopathe ou un chiropracticien.

Un ostéopathe spécialiste du crâne pourra corriger les difformités infantiles légères et moyennes en favorisant la croissance des tissus jusqu'à ce qu'ils réalisent leur potentiel.

Si vous avez une difformité grave, vous l'aurez décelée sûrement et vous serez sous les soins de spécialistes et de physiothérapeutes. Les thérapies naturelles vous seront également d'un grand secours en favorisant la souplesse et l'élasticité de vos muscles.

Les problèmes découlant du vieillissement

Avec le temps, nos colonnes vertébrales en viennent à traduire qui nous sommes, et certaines plus clairement que d'autres. Voici quelques variantes de la soi-disant *dégénérescence* qui atteint un jour tout un chacun, sans pour autant occasionner une douleur.

- La *spondylose*. Une forme d'arthrose de la colonne vertébrale.
- La *spondylite*. L'inflammation d'un ou de plusieurs corps vertébraux.
- L'*ostéophyte*. Il s'agit d'une production osseuse pathologique autour des articulations des corps vertébraux, qui s'étend aux interstices réservés aux nerfs, d'où la sensation d'un nerf coincé, parfois doublée d'un engourdissement ou de fourmillements. On améliore son état en se penchant ou en se courbant vers l'avant, ce qui procure plus d'espace aux nerfs. Parfois ces épines osseuses prolifèrent en direction du canal rachidien et appuient sur la moelle épinière, d'ordinaire dans la région lombaire. (Afin de connaître les symptômes d'une compression exercée sur la moelle épinière, voir l'encadré présenté p. 45-47.)
- L'*ostéoporose*. Il s'agit d'un dépérissement osseux résultant d'une période d'immobilisation par suite d'une maladie ou d'une blessure, d'une piètre alimentation ou, chez les femmes, de changements hormonaux survenant après la ménopause. Les symptômes paraissent seulement si les os deviennent friables, habituellement à un âge très avancé (voir «Une fracture tassement des vertèbres», ci-haut). On prévient l'ostéoporose en soignant son alimentation et en faisant des exercices appropriés (voir Chapitre 4, p. 78 à 85).

Les maladies inflammatoires qui touchent la colonne

Il s'agit de maladies communément répandues qui concernent l'organisme tout entier et qui occasionnent des douleurs dorsales.

- L'*arthrite rhumatismale.* Elle finit par entraîner l'affaiblissement des ligaments à travers tout l'organisme; les manipulations vigoureuses sont alors déconseillées. Par contre, une douce mobilisation afin de favoriser le drainage lymphatique et la mobilité des articulations est indiquée.
- La *spondylarthrite ankylosante.* Cette inflammation touche surtout les jeunes hommes; elle est concentrée au niveau de la colonne et des articulations environnantes des côtes et du bassin. Les symptômes, des radiographies et une analyse sanguine confirment le diagnostic. Elle compte des phases d'inflammation aiguë, suivies d'un durcissement graduel de la colonne (la *calcification*). De nouveau, on déconseille toute manipulation des vertèbres durcies et l'on favorise l'exercice physique et une douce mobilisation.

(*À ce propos, consultez l'ouvrage de cette collection consacré à l'arthrite et au rhumatisme.*)

En résumé

Les causes et les symptômes des douleurs du dos sont nombreux et variés, et certains sont sérieux. Il faut user de sens commun dans l'établissement de son propre diagnostic. La plupart des douleurs dorsales découlant d'une maladie seront accompagnées d'autres douleurs et vous ne vous en porterez que plus mal.

Les médecins sont toujours à l'affût des moindres traces de maladie, de même que les praticiens des médecines douces. Ces derniers ont étudié les maladies comme l'ont fait les médecins, dans l'éventualité où un problème grave nécessiterait l'intervention d'un spécialiste. N'ayez crainte de consulter un praticien des médecines douces, en autant qu'il soit dûment qualifié (voir Chapitre 10).

Pour la plupart, les douleurs du dos sont causées par l'accumulation de tension dans les tissus ou par suite d'un traumatisme. Dans les deux cas, il est possible d'être traité sans faire appel à l'artillerie lourde du corps médical, en se tournant plutôt vers les traitements naturels. Nous nous y intéresserons au prochain chapitre.

CHAPITRE 4

Les manières de s'aider soi-même

Conseils en vue de la prévention et du traitement

La médecine naturelle est articulée autour de la prise en charge du problème de santé par le sujet. Chacun est responsable de sa santé et, à ce titre, doit prendre les mesures qui s'imposent. Il s'agit de prévention et voilà de quoi nous parlerons dans ce chapitre.

D'entrée de jeu, signalons que les mesures préventives n'éliminent pas toujours les douleurs que nous éprouvons. Celles-ci nous frappent parce que nous avons trop exigé de notre dos, sans nous en rendre compte ou parce que nous nous sommes négligés au cours d'une période de crise qui a nécessité toute notre attention. La tension s'est accumulée et le dos a encaissé le coup.

Lorsque la douleur frappe, vous souhaitez consulter un médecin sans tarder, dans l'espoir qu'il puisse vous soulager. Toutefois, il se trouve plusieurs choses que vous pouvez faire qui feront disparaître le mal et les dépenses relatives à un traitement. Voici donc quelques conseils à mettre en pratique avant de vous rendre chez un professionnel de la santé, non seulement afin d'éviter les douleurs du dos mais également pour soulager d'autres problèmes.

Si vous avez mal maintenant

Vous n'avez probablement pas envie de lire, car les douleurs nuisent à votre concentration. Cependant, si vous ne lisez rien d'autre, revoyez au moins l'encadré à la p. 45 du Chapitre 3 intitulé: «Quand consulter un médecin sans plus tarder»; vous serez alors en mesure de décider si vos symptômes exigent une attention immédiate ou les soins d'un expert.

Premiers soins pour un dos endolori

À présent que vous êtes rassuré quant à la gravité de votre mal, voyons ce que vous pouvez faire afin d'enrayer la douleur sans tarder. Le choix entre les diverses solutions proposées ci-après vous paraîtra simple, mais chacune a ses avantages et ses inconvénients. Bien sûr, ce qui convient au dos de l'un peut ne pas convenir à celui de son voisin. Aussi, vous pourriez allier différentes solutions, soit de façon simultanée, soit en les interchangeant, jusqu'à ce que vous tombiez sur la combinaison qui vous convient.

Garder le lit

Voilà ce que l'on prescrivait d'office à quiconque avait mal au dos, mais ce n'est plus le cas. L'alitement a ses avantages et ses inconvénients et il vous reviendra de juger si telle est la solution après avoir lu ce qui suit.

Les avantages de l'alitement

- Cela libère la colonne vertébrale de la pression exercée par la gravité et votre poids, ce qui peut soulager la douleur si elle est causée par un disque bombé. (La position debout a alors pour effet de *doubler* la pression exercée sur les disques.)

- Cela détend les muscles posturaux du cou, du dos et du bassin, de manière à atténuer la tension et la pression exercée sur les nerfs rachidiens.
- Cela atténue l'irritation dans les tissus enflammés. Advenant qu'un nerf soit entouré de substances chimiques toxiques dans une région lésée en voie de guérison ou qu'il se trouve pincé par une épine osseuse qui s'est développée à cet endroit, l'irritation et l'inflammation s'emparent du nerf. Il faut alors éviter de soulever quoi que ce soit qui ajoutera à la pression exercée sur lui. Du temps est nécessaire à sa guérison. De même que l'on évite de se servir d'un poignet foulé, il faut accorder à une vertèbre ou un disque endolori un temps de repos.

Après avoir lu ceci, vous avez peut-être envie de vous laisser choir dans votre lit et de laisser la nature faire son oeuvre. Il faut cependant savoir de quoi la nature est capable, tandis que vous serez allongé.

Les inconvénients de l'alitement

- Cela entraîne un dépérissement musculaire rapide, qui affaiblit ensuite le dos, qui devient encore plus exposé aux blessures.
- Cela gêne la circulation, laquelle repose sur l'activité et le mouvement afin de dynamiser l'activité cardiaque (voir «L'importance de l'exercice physiquc» au Chapitre 2). À son tour, la mauvaise circulation ralentit la cicatrisation et le drainage des tissus lésés, enflés et congestionnés.
- Cela favorise la formation de tissu cicatriciel. Les tissus lésés font, pour ainsi dire, leur propre

raccommodage; là où se trouve une lésion tissulaire, du sang afflue (d'où l'enflure) et forme un caillot. En l'espace de 24 heures, un filet de protéine (appelée fibrine) s'allie aux cellules afin de tisser un nouveau tissu fibreux à l'intérieur du caillot. Si les muscles ou les ligaments lésés sont mus alors que s'accomplit la cicatrisation, le tissu fibreux est posé correctement le long de la ligne de force créée par le mouvement. Par contre, si les tissus lésés sont lâches (par suite de l'alitement), le tissu cicatriciel fibreux est posé au hasard, par couches qui se lient sans séquence ordonnée. Ainsi, les muscles se retrouvent liés entre eux, les os sont attachés aux ligaments, et ces adhésions deviendront au fil des ans une douloureuse source de déplaisir.

Si vous estimez qu'il vous faut garder le lit, remuez-vous dans la mesure du possible à toutes les demi-heures. Il s'agit de bouger les muscles sans exagérer. La douleur vous dira quand vous arrêter.

Les tractions

Il s'agit d'étirer la colonne vertébrale sur toute sa longueur afin de soulager les spasmes musculaires et de libérer les disques de la pression exercée sur eux. Il y a deux sortes de traction, à l'horizontale et à la verticale.

La traction horizontale

Vous aurez du mal à l'accomplir seul, car il faut déployer la force de traction à l'une ou l'autre de vos extrémités, sinon aux deux à la fois (voir Chapitre 5, p. 99). Vous y parviendrez, en procédant comme suit:

- Si votre cou est endolori, essayez de l'étirer à l'aide de vos mains. Allongez-vous sur le dos, en joignant les mains sous la nuque. Posez les côtés de vos paumes sous la base du crâne et étirez doucement les muscles de la partie supérieure du cou. Concentrez-vous en songeant à la détente de votre cou et voyez-le s'étirer. À mesure que vous vous détendrez, il vous faudra peut-être poser les mains un peu plus haut afin d'étirer davantage le cou.
- S'il s'agit d'une douleur lombaire, vous aurez besoin du concours d'un ami. Étendez-vous sur le dos alors que votre compagnon vous prend les jambes par les chevilles et qu'il les soulève à une hauteur qui ne vous cause aucun inconfort et qu'il les étire avec douceur. Il pourrait saisir fermement vos chevilles et se pencher vers l'arrière. Il devra alors faire se balancer vos jambes de côté sur un mode rythmé; cela soulagera les raideurs lombaires.
- En l'absence d'un compagnon, étendez-vous sur le dos, pliez les genoux et posez les jambes sur un point d'appui, p. ex. un ballon de plage ou une pile d'oreillers. Vos lombes seront ainsi étirées. Songez à votre dos qui s'allonge. Vous pourriez insérer une serviette roulée sous votre taille ou prendre place en position semi-assise.

La traction verticale

Vous pouvez faire les exercices suivants en vous tenant debout ou alors tête en bas. Si vous faites une traction tête en bas, vous devrez porter des bottines antigravité ou utiliser un appareil de balancement pour le dos.

Si vous souffrez d'une douleur thoracique ou lombaire, pendez-vous par les bras au cadre d'une porte, à une poutre ou à une barre horizontale, à condition que vos épaules soient en état. Posez une serviette sur le dessus d'une porte ouverte (ou d'une poutre), aussi près des gonds que possible (afin qu'elle n'en sorte pas). Posez le front contre la porte et agrippez-vous au dessus de la porte en y posant les deux mains. Fléchissez lentement les genoux sans que les pieds ne quittent le sol; détendez votre colonne et conservez cette position. Vos bras seront vite las; reposez-les et refaites l'exercice plusieurs fois.

Si vous éprouvez une douleur chronique par suite des effets d'une compression le long de la colonne vertébrale (en raison d'une dégénérescence rachidienne, d'une tension, de la gravité, d'une charge trop lourde, etc.), vous pourriez vous procurer une balançoire pour le dos. Il s'agit d'un cadre incliné auquel on se pend par les chevilles, mais dont l'angle d'inclinaison est réglable de l'horizontale à la verticale. De nombreux adeptes de cet appareil avouent y trouver le soulagement, mais prenez garde: *ne vous balancez jamais tête en bas si vous souffrez d'hypertension, d'une maladie du coeur, de glaucome, de conjonctivite, d'un décollement de la rétine, si vous avez fait récemment un infarctus ou si vous êtes prédisposé aux chutes brusques par dérobement des jambes*. En résumé, si votre coeur, votre système circulatoire ou vos yeux sont mal en point, ne vous balancez pas tête en bas.

Les prothèses de soutien

Les réactions à leur égard sont mitigées, même lorsqu'on est en proie à la douleur. Les corsets orthopédiques, les ceintures de soutien et les collets cervicaux ont deux avantages évidents:

- ils préviennent les mouvements nuisibles au rétablissement du dos, tels que les flexions, les torsions et les contrecoups;
- un corset orthopédique et une ceinture de soutien font augmenter la pression interne de l'abdomen, ce qui procure un meilleur soutien à la colonne vertébrale (de la même manière que l'on inspire et que l'on retient son souffle avant de soulever un poids lourd).

Il existe cependant un moyen plus simple de se rappeler qu'il ne faut pas se pencher ni effectuer de torsion: demandez à quelqu'un de vous appliquer de longues bandes de pansement adhésif non élastique entre les omoplates et la chute de reins ou de part en part des lombes. (On trouve maintenant chez le pharmacien un liquide conçu afin de décoller sans douleur le pansement adhésif.)

Les prothèses de soutien, notamment les lourds corsets orthopédiques, ont la plupart des inconvénients de l'alitement et aucun de ses avantages, c'est-à-dire une réduction de la pression exercée sur les disques et la protection des nerfs rachidiens contre les secousses. On ne devrait recourir à aucune prothèse de soutien, sinon au cours des premiers jours suivants une blessure au dos, et ne pas l'employer pendant plus de six semaines, à moins qu'un spécialiste ne le recommande.

Le soulagement de la douleur

Il sera question des moyens conventionnels de soulager la douleur au Chapitre 5. Vous y trouverez les noms de médicaments en vente libre, leurs effets et leurs réactions secondaires. En général, on peut en faire usage sans risque pendant quelques jours, mais il faudra consulter un médecin ou un thérapeute advenant que les symptômes persistent plus longtemps. Il en est de même en ce qui concerne les remèdes naturels qui suivront.

- L'*huile de poisson*. Il s'agit des huiles de saumon, de flétan et de morue. Contrairement à nombre de régimes et de vitamines, l'huile de poisson a fait l'objet d'une comparaison scientifique avec les remèdes pharmaceutiques en regard du soulagement de l'inflammation. Une étude suédoise a récemment conclu qu'une dose quotidienne de 10 mg d'huile de poisson possède les propriétés anti-inflammatoires des remèdes conventionnels (les AINS, voir Chapitre 5). Une étude écossaise a démontré que les personnes souffrant d'arthrite rhumatismale (aux prises avec la douleur causée par l'inflammation) peuvent réduire leurs doses d'AINS sans que leurs symptômes ne s'aggravent lorsqu'ils prennent des suppléments d'huile de poisson. On trouve ces derniers sur les tablettes des boutiques d'aliments naturels. *Une mise en garde s'impose toutefois*: une quantité excessive d'huile de poisson peut modifier le taux sanguin de globules blancs et peut occasionner une hémorragie cérébrale.
- Les *herbes médicinales*. Parmi celles qui sont censées être efficaces afin de soulager la douleur, on trouve le *guaiacum*, le *cornouiller jamaïcain*, le *millepertuis* et la *valériane*. Parmi les herbes aux propriétés anti-inflammatoires, dont on prétend qu'elles traitent les causes profondes des douleurs dorsales, on trouve le *saule noir*, la *griffe*

du diable, la *reine des prés*, le *peuplier blanc* et l'*igname sauvage*. Cependant, il existe tant d'herbes médicinales dont on vante l'efficacité, et le rôle précis de chacune dans le soulagement des douleurs du dos est si complexe, qu'il est essentiel de consulter au préalable un herboriste dûment qualifié.

L'homéopathie

Cette méthode compte parmi les plus sûres, les plus douces et les moins onéreuses qui soient afin de soulager les douleurs du dos.

Remèdes homéopathiques contre les douleurs du dos

Choisissez d'après la liste suivante le remède associé aux symptômes qui sont les vôtres.

Arnica montana:

- pour tout ennui découlant d'une blessure, d'une chute, d'un accident, d'un coup de fouet cervical ou d'une commotion;
- pour toute douleur du dos doublée d'ecchymoses et d'un endolorissement — l'arnica peut même soulager les effets secondaires des vieilles blessures.

Rhus toxicodendron:

- pour soulager la douleur et la raideur qui se propagent dans les muscles importants du dos, qui sont d'ordinaire plus endoloris après une période de repos et lorsqu'on se remet en mouvement;
- pour soulager une courbature provoquée par le soulèvement d'un poids ou le déplacement d'un objet lourd.

Ruta graveolens:

- pour soulager les douleurs concentrées le long de la colonne vertébrale (semblable au *Rhus toxicodendron*, il agit efficacement contre la douleur exacerbée par le repos et qui s'atténue lorsqu'on se remet en mouvement).

Hypericum:

- pour soulager la douleur lancinante au niveau du coccyx, p. ex. par suite d'une chute ou après un accouchement laborieux.

Bellis perennis:

- pour soulager les douleurs lombaires pendant les derniers mois de la grossesse (assurez-vous d'abord que le travail n'est pas déclenché).

Symphytum:

- pour soulager les fractures et accélérer leur cicatrisation.

Les remèdes homéopathiques sont vendus en petits comprimés dont la puissance varie. Au R.-U., la dose la plus répandue est de 6 ou 6 c. On laisse dissoudre ces comprimés dans la bouche plutôt que de les avaler. Prenez un comprimé trois fois par jour jusqu'à ce que la douleur s'estompe, après quoi il faut réduire la dose ou cesser le traitement. (On précise souvent sur les flacons de comprimés homéopathiques qu'il faut prendre deux comprimés à la fois; une telle dose fera fondre plus rapidement la quantité de comprimés, sans compter votre argent!, mais pas nécessairement votre douleur.) On peut se procurer la plupart des remèdes précédents dans les boutiques d'aliments naturels et chez son pharmacien ou par l'entremise d'un fournisseur spécialisé. Voir Chapitre 9, p. 158.

L'hydrothérapie

Ce traitement fait appel à l'eau pour ses vertus thérapeutiques; il s'agit de l'une des plus anciennes thérapies que nous connaissons.

Les vessies de glace

On les emploie afin de réduire l'enflure et l'inflammation causées par une blessure *récente* (c'est-à-dire qui est survenue au cours des dernières 48 heures). Elles s'avèrent moins utiles si la blessure remonte à plus longtemps. Vous pouvez employer une boîte de pois surgelés emballée dans un chiffon ou une vessie de gel glacé comme on en met dans les glacières. On trouve également dans les pharmacies des vessies de gel que l'on peut congeler ou chauffer, le cas échéant. N'appliquez pas la compresse glacée pendant plus de 20 minutes sur une blessure; si vous souhaitez récidiver, attendez 20 minutes et recommencez l'opération. (Bien entendu, les pois surgelés risquent de décongeler! Il faudra alors employer deux boîtes en alternance.) N'appliquez pas de compresses glacées pendant plus de deux heures. Patientez deux heures avant de recommencer.

Les enveloppements chauds

Il servent à favoriser la circulation sanguine dans les régions touchées par une raideur ou une lésion en dilatant les vaisseaux sanguins. Plusieurs objets familiers peuvent être employés pour faire un enveloppement chaud, tels qu'une bouteille d'eau bouillante emballée dans un linge, une vessie de gel, un coussin chauffant ou une lampe chauffante, une chaussette bourrée de gros sel que l'on a chauffée au four.

Il s'agit d'appliquer l'objet chaud sur la région endolorie et de faire quelques étirements en douceur par la suite.

Une alternance de bains chauds et froids

Cette méthode ne vaut qu'*après* les 48 heures suivant une blessure; il s'agit de stimuler la circulation sanguine dans la région touchée en usant en alternance d'eau chaude et d'eau froide. Cette méthode est employée par les sportifs d'aussi loin que la mémoire se souvienne. Passez la partie touchée sous une douche aussi chaude que possible pendant une minute, puis faites jaillir l'eau froide pendant 30 secondes. Poursuivez ainsi pendant cinq à dix minutes. Ceux qui font ce traitement se remettent plus vite que ceux qui ne le font pas.

La vapeur

Une serviette de bain est tout ce dont vous avez besoin afin d'appliquer des vapeurs chaudes sur votre dos. Faites-la tremper dans l'eau la plus chaude qui soit, puis essorez-la si vous le pouvez. Si votre dos est très endolori, demandez le concours d'un de vos proches car le résultat en vaut l'effort. Déposez la serviette chaude sur la région touchée et couvrez-la d'une serviette sèche. Il s'agit du meilleur moyen de soulager un *torticolis*. Vous pouvez augmenter l'effet de la vapeur en appliquant d'abord de la crème d'arnica sur la région raide.

Des bains chauds avec des huiles essentielles

Les bains chauds avec des *huiles essentielles*, huiles concentrées auxquelles fait appel l'*aromathérapie* (voir Chapitre 7), sont une solution très agréable afin de soulager la tension musculaire et la douleur. Traditionnellement, les huiles employées à cette fin sont celles de romarin, de gaulthérie, d'eucalyptus, de camphre et de lavande. On les trouve fréquemment dans les boutiques d'aliments naturels, les instituts de beauté et les pharmacies. Il s'agit d'en verser quelques gouttes à l'eau courante. On peut parvenir aux mêmes résultats en employant des sels minéraux (dont une version naturelle de sels de la mer Morte).

Les frictions et les aérosols

On trouve dans le commerce plusieurs produits qui procurent un soulagement rapide des douleurs du dos sous différentes formes: gelée, aérosol ou onguent produisant de la chaleur. Ils sont sûrs et efficaces à court terme et reposent sur le principe de l'hydrothérapie, à savoir qu'ils stimulent la circulation sanguine dans la région touchée.

Après les premiers soins

Voilà pour les premiers soins! Vous devriez vous sentir mieux à présent. Il faut maintenant faire en sorte que la douleur ne revienne plus. Nul n'est en mesure d'offrir une garantie à cet égard, mais les conseils suivants devraient vous aider en ce sens.

N'écoutez pas ceux qui affirment que, passé la quarantaine, on est trop vieux pour faire de la prévention. Bien sûr, plus on est âgé, plus on doit composer avec l'usure du temps, et plus la colonne a encaissé de rudes coups. Mais une recherche a démontré qu'un nombre important de personnes se retrouvant dans cette même situation peuvent mener une vie active sans craindre la réapparition des douleurs du dos, à condition qu'elles suivent les recommandations suivantes.

Si, par exemple, une radiographie montre une usure de la colonne (les médecins parlent alors de «dégénérescence»), à laquelle on associera l'arthrite, dites-vous que longtemps vous n'en avez éprouvé aucune douleur, alors que votre colonne était tout aussi usée et qu'il n'y a aucune raison pour que vous ne repreniez pas du mieux. Ne vous laissez pas abattre par ce genre de diagnostic.

Les mesures qui suivent s'inscrivent à long terme et visent à améliorer l'état de votre dos pendant le reste de votre vie. Elles exigent du temps et de la patience, et vous serez étonné des efforts qu'il faudra déployer de prime abord. Vous devrez peut-être lire davantage, écouter des audiocassettes, vous procurer un équipement de base ou assister à des cours. Mais le jeu en vaut la chandelle puisque, non seulement vous vous épargnerez des souffrances inutiles, mais vous ajouterez considérablement à votre vie active.

En premier lieu, vous devez décider, dès à présent, d'être gentil envers votre dos. Dites-le-lui! Dites-lui que, désormais, vous lui accordez votre considération, que vous ne le prendrez plus pour acquis et que vous ferez tout ce qu'il faut pour qu'il soit en bon état et en santé.

En deuxième lieu, vous devez prendre deux mesures importantes, à savoir faire de l'exercice et vous détendre.

L'exercice physique

Les exercices des muscles dorsaux visent les objectifs suivants:

- perdre votre excédent de poids;
- renforcer vos muscles abdominaux (qui relient la cage thoracique au bassin par devant et contribuent à répartir le poids par derrière);

- étirer les muscles du dos, de la nuque et des épaules afin d'y réduire la tension.

L'amaigrissement

En raison de la force de la gravité, un excédent de poids exige des efforts supplémentaires des muscles dorsaux. Les statistiques démontrent clairement que les personnes obèses connaissent davantage de problèmes au niveau des articulations qui soutiennent la charpente osseuse, soit les genoux, les hanches et la colonne vertébrale en particulier. La logique veut donc que l'on fasse fondre cet excédent, ce qui sera bénéfique également au niveau cardiovasculaire. On perd du poids en brûlant davantage de calories que celles que l'on consomme, à la condition de s'en tenir au nouveau régime pour le reste de sa vie. Reprendre ses anciennes habitudes signifierait simplement retrouver le poids perdu.

Voici les causes les plus répandues de l'obésité:

- l'inaction et la sédentarité (p. ex. regarder la télé);
- la gourmandise (en particulier des aliments préparés, traités, sucrés et gras);
- manger pour un autre motif que d'apaiser sa faim (p. ex., afin de se réconforter);
- boire de l'alcool en trop grande quantité (les boissons alcoolisées, notamment la bière, contiennent beaucoup de calories).

Il convient donc de remédier à ces causes afin de maigrir. En ce qui touche l'alimentation et la consommation d'alcool, il suffit de réduire les quantités dans la plupart des cas. Les mesures suivantes sont cependant plus sévères, le cas échéant:

- premièrement, cessez de vous forger des prétextes pour ne *pas* maigrir;

- visualisez-vous comme vous aimeriez être (soyez réaliste! nous ne pouvons tous avoir la taille d'un mannequin);
- cessez peu à peu de consommer des matières grasses, du sucre et des aliments traités (dites adieu aux pâtisseries, gâteaux, biscuits, mets préparés);
- cessez également de consommer de l'alcool et des boissons gazeuses;
- mangez moins de viande rouge et évitez particulièrement le gras d'origine animale (ne mangez pas le gras que vous apercevez sur une pièce de boeuf ou de porc, ni la peau des volailles);
- privilégiez la cuisson sur le gril, à la vapeur ou au four au détriment de la friture;
- mangez beaucoup de fruits et de légumes frais, en particulier des légumes verts (les graines germées, de luzerne entre autres, et les graines séchées, de tournesol, de sésame et de citrouille, contiennent plusieurs des nutriments nécessaires à la santé optimale de l'organisme);
- buvez de l'eau pure en quantité, de même que des jus de fruits et de légumes (l'organisme a besoin de deux litres par jour); vous pourriez allonger d'eau les jus du commerce, car même ceux dits «sans ajout de sucre» contiennent le sucre des fruits;
- faites de l'exercice.

Il est primordial de prendre de l'exercice lorsqu'on souhaite maigrir parce que seul un changement d'ordre alimentaire n'entraîne pas des résultats durables.

Idéalement, nous devrions tous faire de l'exercice à raison d'*au moins* trois fois la semaine pendant des séances de 20 à 30 minutes. Il s'agit de bouger suffisamment pour avoir chaud et être essoufflé. Ce type d'exercice, dit *aérobic*, consiste à faire du jogging, du vélo, de la natation, du tennis, de la marche *rapide*, du trampoline, etc. Certains voudront prendre un cours de gymnastique alors que ceux qui souffrent de problèmes de mobilité opteront pour la natation.

Il importe toutefois d'être en forme pour l'exercice de son choix et d'éviter de se livrer à des excès, p. ex. passer de pantouflard à joueur de squash en moins de deux. *Ce faisant, vous pourriez assener un coup fatal à votre coeur*. Allez-y graduellement mais de façon régulière. En cas de doute, consultez votre médecin ou un entraîneur sportif et passez d'abord un test d'évaluation de votre forme physique.

Les secrets d'un régime réussi

Il existe une méthode rapide pour perdre du poids qui consiste à cesser de manger. L'ennui avec ce genre de diète, c'est qu'elle émet des signaux erronés à l'organisme en se fondant sur notre instinct. Ces derniers le préviennent de se préparer en vue d'une famine. Ainsi, lorsque vous recommencez à vous nourrir après la période de jeûne, l'organisme se met à emmagasiner des couches de graisse en vue d'une prochaine fois. On reprend parfois le poids perdu, souvent on en gagne davantage.

Une diète rigoureuse peut également réduire de façon trop marquée la consommation de minéraux essentiels. Les os peuvent alors perdre quantité de calcium et de magnésium, ce qui peut entraîner une décalcification grave. La faiblesse osseuse, appelée ostéoporose, atteint particulièrement les femmes âgées et se remarque à la courbure du dos qui en est caractéristique. Poussée plus loin, elle peut mener à la fracture des os.

Une diète réussie tient en général à l'association d'une alimentation saine et nutritive et de l'exercice physique. Ce dernier nous assure que les kilos perdus ne reviendront plus.

Les vitamines et minéraux responsables de la santé du dos sont l'acide folique, les vitamines C et D, le calcium, le magnésium et le manganèse. Ces derniers sont présents dans les fruits et les légumes frais, notamment les légumes à feuilles vertes et les légumes rouge vin tels que la betterave et le chou rouge, mais vous auriez intérêt à en augmenter votre apport quotidien à l'aide de suppléments lorsque vous avez mal au dos.

Les muscles abdominaux

Il importe de bien tonifier les muscles abdominaux, que notre occupation exige un effort physique ou non. Les femmes perdent souvent leur tonus musculaire après un accouchement, de même que ceux qui passent beaucoup de temps en position assise, qui sont alités pendant un bon moment, qui conduisent un véhicule ou qui sont obèses. Vous renforcerez vos muscles abdominaux en faisant les exercices suivants (*voir Figure 5*):

- songez à ces muscles aussi souvent que possible, p. ex. lorsque vous faites la queue à l'épicerie, que vous êtes au volant ou que vous faites les courses, et contractez-les à intervalles réguliers;
- faites la bascule du bassin lorsque vous vous levez et avant de vous coucher;

- faites des redressements de la même manière, soir et matin.

Si vous avez du mal à renforcer vos muscles abdominaux en dépit de ces exercices, consultez un *kinésithérapeute* (voir Chapitre 7). Vos abdominaux pourraient être «hors circuit» et le kinésithérapeute, dont la tâche consiste à évaluer la force musculaire, devrait être en mesure de les «réactiver».

Les étirements

Étirer votre dos, votre cou et vos épaules de manière à en libérer la tension accumulée dans les muscles et ligaments n'exige pas que vous preniez une position douloureuse et que vous souffriez plus encore. Observez un chat afin de voir en quoi consiste véritablement un étirement: voyez comment il s'allonge *lentement* jusqu'à atteindre un maximum confortable pour ensuite tenir cette position pendant un moment.

L'étirement félin confirme les résultats d'une recherche récente. Cette dernière a permis de démontrer que les fibrilles qui donnent au tissu conjonctif son élasticité (les fibres de *collagène*) se comportent d'une manière particulière. Avant de subir un étirement, elles sont dispersées pêle-mêle dans les divers tissus de l'organisme; mais, lorsqu'elles sont étirées et qu'elles demeurent tendues pendant un moment, elles commencent à s'aligner en parallèle les unes sur les autres. Cette réaction leur permet ensuite de se séparer plus facilement, de sorte que le tissu élastique peut s'allonger sans inconvénient.

Afin de vous étirer sans risque et sans inconfort, procédez *lentement* jusqu'au moment où vous sentez que la douleur est *proche*. Continuez d'inspirer et

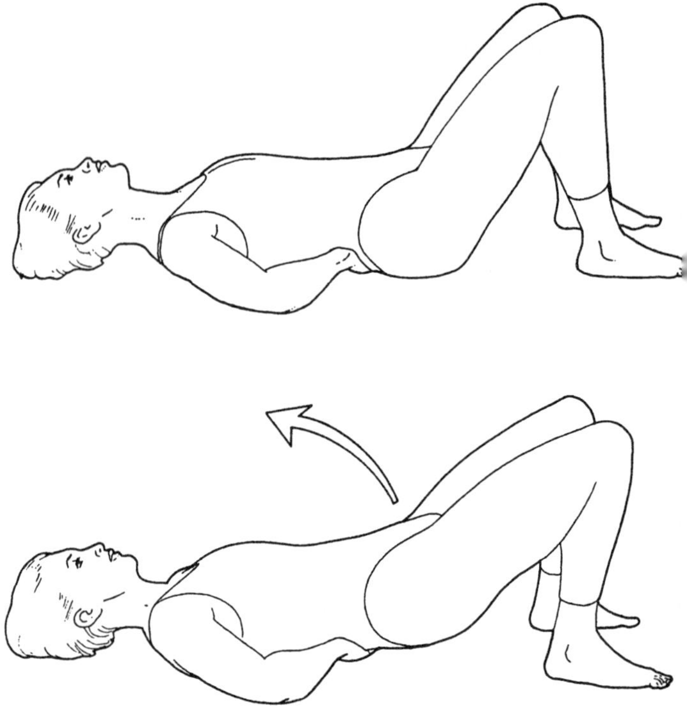

La bascule du bassin

Allongez-vous sur le dos, les genoux fléchis, et posez une main, paume contre terre, sous l'arc du dos. En conservant votre dos à plat sur le sol, faites basculer vos hanches en direction de votre nez. Votre main devrait alors être écrasée par l'arc de votre dos. Restez en position pendant quelques secondes, respirez doucement, puis relâchez lentement. Répétez cet exercice plusieurs fois.

Figure 5. Exercices abdominaux

que la douleur est *proche*. Continuez d'inspirer et d'expirer, et conservez cette position pendant une minute. Ensuite, étirez-vous un peu plus. Ne maintenez pas cette position, détendez-vous. Après avoir accompli cet exercice plusieurs fois par jour, vous serez étonné de l'ampleur de vos étirements. Si vous craignez de faire cet exercice seul, inscrivez-vous à des cours. Le yoga est ici tout indiqué.

La relaxation

Relaxer sous-entend davantage que de pantoufler, visionner un film ou jardiner. Ce genre d'occupation n'offre d'ordinaire qu'une distraction passagère par rapport aux soucis de tous les jours.

La véritable relaxation consiste à procurer au corps et à l'esprit un repos complet par rapport aux efforts et aux tensions que la vie nous apporte, notamment les tensions qui proviennent des montées d'*adrénaline* que nous subissons en réaction aux pressions de toutes parts, du patron, du directeur de la banque, de nos enfants et de notre conjoint.

Ces diverses pressions ont pour effet de crisper nos muscles, ceux du dos en particulier. Petit à petit, la tension qui se prolonge fait naître une espèce d'armure entourant tout le corps, qui nous prédispose aux blessures. La relaxation nous permet de nous défaire de cette armure.

Ici encore, l'alimentation et l'exercice sont utiles; par exemple, le thé et le café contiennent des substances chimiques (la *caféine* et la *théine*) qui agissent un peu à la manière de l'adrénaline dans l'organisme et qui peuvent accentuer la tension. Toutefois, les méthodes de relaxation les plus efficaces reposent sur des techniques qui allient le calme de l'esprit à des mouvements lents.

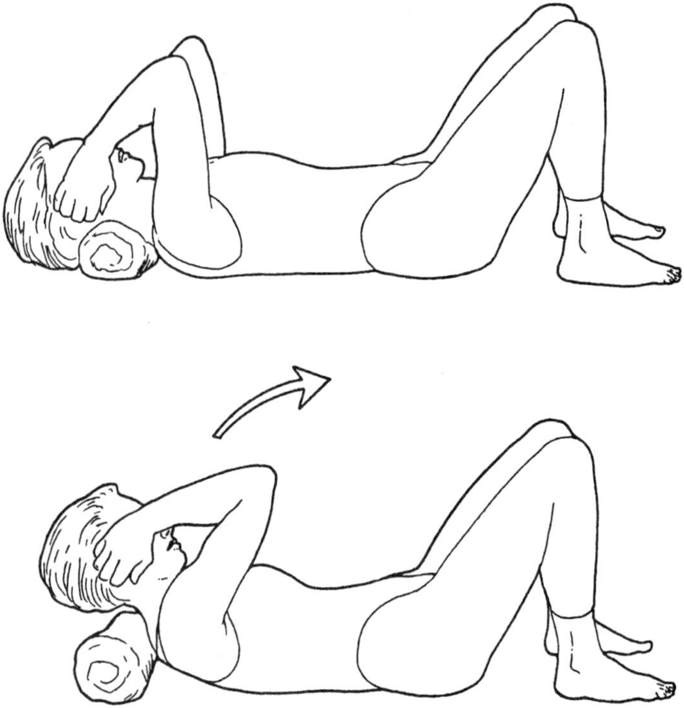

Les redressements

Allongez-vous sur le dos, fléchissez les genoux et posez une serviette roulée sous votre nuque. Inspirez lentement, puis expirez. Posez les mains sur les oreilles, joignez les coudes et soulevez le haut du corps à quelques centimètres du sol, sans interrompre votre respiration. Alors que vous inspirez, relaxez-vous et posez la nuque sur la serviette. Vous pouvez varier cet exercice en vous dirigeant vers un genou, ensuite vers le centre, puis vers l'autre genou, en vous détendant entre chaque redressement.

Figure 5. Exercices abdominaux

La méditation et le yoga, par exemple, sont d'excellents moyens de détente. Ils peuvent se pratiquer en solitaire, grâce à des ouvrages et des audiocassettes spécialisées, bien que plusieurs préfèrent suivre des cours. La technique Alexander est également recommandée à cet égard. Tous les trois font appel à des techniques de respiration, d'étirement, d'apaisement et de gymnastique mentale qui vous aideront à atteindre un état de profonde relaxation si vous savez vous y prendre. Les Chapitres 7, 8 et 9 traiteront de ces trois méthodes.

En résumé

Les personnes souffrant de douleurs du dos sont souvent étonnées de ce que le soulagement de leurs maux soit à leur portée. Ce constat forge alors l'outil qui leur manquait pour être en mesure, à partir des suggestions livrées dans le présent chapitre, de maîtriser la situation.

Cependant, il est parfois nécessaire de consulter un professionnel d'expérience pour être mieux outillé afin de contrer la douleur. Le cas échéant, les prochains chapitres s'adressent à vous.

CHAPITRE 5

Les traitements et méthodes conventionnels

Les réactions prévisibles de votre médecin

Le traitement des douleurs du dos débute traditionnellement par une visite chez le médecin. Si les douleurs résultent d'un accident, l'examen sera fait par le médecin de service à l'urgence d'un hôpital. Quoi qu'il en soit, on établira le diagnostic à peu près de la même manière, c'est-à-dire qu'on vous interrogera sur vos antécédents médicaux et qu'on procédera à un examen physique.

Vos antécédents médicaux

Un médecin vous interrogera longuement sur vous-même et sur votre douleur avant de décider ce qu'il convient de faire ensuite. Il vous posera des tas de questions sur vos maladies passées et consignera tous les détails par écrit. La chose vous impatientera sûrement si vous êtes en proie à la souffrance, mais prenez votre mal en patience. Connaître les antécédents médicaux d'un patient est primordial afin de déterminer si le problème est grave.

L'examen physique

Après avoir noté vos antécédents médicaux, le médecin voudra vous examiner. Vous devrez donc vous dévêtir au complet, à l'exception de vos sous vêtements, car votre dos a des ramifications de votre tête à vos pieds. Il examinera vos articulations, les endroits tendres, possiblement votre système nerveux et testera votre sensibilité cutanée.

Après l'examen, il devrait vous faire part de ses découvertes, après quoi il vous offrira son aide ou vous orientera chez un spécialiste où vous subirez un examen plus approfondi.

Le type d'aide qu'un médecin peut vous offrir

Un médecin pourra vous proposer l'une ou plusieurs des options qui suivent:

- des conseils quant au repos ou à l'alitement sur une surface ferme;
- des conseils quant à votre occupation; p. ex. s'il est opportun de prendre congé, de remplir des tâches moins exigeantes physiquement ou de changer d'emploi;
- des conseils quant à la façon de faire face à vos problèmes, p. ex. si votre situation financière vous cause un stress considérable (à ce propos, une clinique britannique s'est adjoint les services d'un conseiller financier au fait des programmes d'avantages sociaux existants dans le but de débroussailler les problèmes financiers des patients; en conséquence, on assiste à une baisse marquée des symptômes — dont les douleurs du dos — dont on croyait à priori qu'il s'agissait de problèmes médicaux!);
- une liste des choses à conseiller et à proscrire dans le cas présent;

- une orientation chez un spécialiste, p. ex. un orthopédiste, un rhumatologue ou un neurologue (voir ci-après les différentes spécialisations);
- une orientation chez un thérapeute spécialisé, probablement un physiothérapeute, un ostéopathe, un chiropracticien ou un massothérapeute;
- des manipulations (de plus en plus de généralistes sont formés à cette fin);
- des analgésiques (voir l'encadré ci-dessous).

Médicaments contre les douleurs du dos

Il existe une vaste gamme de médicaments pour soulager la douleur. Voici ceux dont l'usage est le plus répandu:

Analgésiques (antidouleurs)

*Aspirine**

- à la fois analgésique et *anti-inflammatoire* (contribue à réduire l'inflammation);
- cause l'irritation de l'estomac et des saignements; éviter d'en prendre à jeun. Certains comprimés sont désormais glacés et contiennent un antiacide, mais on y trouve également de l'aluminium.
- est interdit aux enfants de moins de 12 ans, à moins d'exceptions.

*Acétaminophène**

- analgésique sans être anti-inflammatoire;
- est préférable pour qui a l'estomac sensible;
- on dit que son emploi est sûr chez les femmes enceintes;
- est très toxique (en grande quantité, il cause l'insuffisance du foie);

*Codéine**

Habituellement vendue sous forme de comprimés contenant également de l'aspirine ou de l'acétaminophène, bien qu'on ne signale aucun avantage particulier à l'*association de ces médicaments*;

- soulage efficacement les douleurs légères et modérées;
- dérivée de l'opium, elle peut ralentir les fonctions musculaires;
- à long terme, elle cause la constipation;
- cause la somnolence;
- crée une dépendance.

Tartrate de dihydrocodéine

Analgésique plus puissant, servant à soulager les douleurs modérées et aiguës.

Meptazinol et buprénorphine

Sont également fabriqués à partir du pavot et servent à soulager les douleurs aiguës.

Autres médicaments contenant des opiacés

Voici d'autres dérivés de l'opium: le phosphate de codéine, Palfium, Doloxene, Doloxene CO (particulièrement dangereux avec de l'alcool ou des tranquillisants), Co-proxamol, Distalgesic/ Paxalgesic, DF118 et Co-dydramol* (également appelé Paramol).

Note: La caféine est un doux stimulant que l'on ajoute souvent aux analgésiques (notamment Propain*, Solpadeine*, Syndol* et Doloxene CO) mais elle ne soulage pas la douleur. Au contraire, la recherche démontre que la caféine augmente la sensibilité à la douleur et irrite l'intestin. De plus, la caféine peut causer la migraine lorsqu'on en consomme trop ou que l'on cesse d'en consommer.

Anti-inflammatoires non stéroïdiens (AINS)

Parmi eux, on compte l'aspirine, et ils sont communément employés pour soulager la douleur du dos. Ils agissent localement au niveau de la lésion ou de l'inflammation afin d'y réduire l'activité enzymatique. Ils ne comportent pas les risques inhérents aux *stéroïdes* (voir ci-dessous), mais ils peuvent causer des ulcères et aggraver sérieusement l'asthme d'un patient. Parmi les autres anti-inflammatoires non stéroïdiens, on trouve l'*ibuprofène* (mieux connu sous les appellations Nurofen et Brufen), le *diclofenac* (Voltarol et Voltarol Retard), l'*indométacine* (Indocid, Mobilan), l'acide méfénamique (Ponstan), le *naproxène* (Naprosyn) et le *piroxicam* (Feldene). On trouve également des gels à appliquer directement sur la douleur (Oruvail*, Ibuleve* et Proflex*).

Relaxants musculaires

Essentiellement, il s'agit de tranquillisants (p. ex., du diazépam) qui ont un effet relaxant sur les muscles. On les emploie en doses similaires afin de traiter l'anxiété, mais ils créent rapidement une accoutumance, de sorte qu'il faut en prendre pendant peu de temps. Le diazépam a un effet sédatif sur le cerveau, même en petites doses, qui peut entraîner des pertes de concentration et de mémoire. Il importe de savoir cela, notamment si vous travaillez dans une salle des machines ou sur une chaîne d'assemblage.

Anabolisants stéroïdiens

On mène actuellement une recherche en vue de déterminer s'ils peuvent contribuer à la dégradation des tissus cicatriciels.

** Indique que, dans certains pays, ce médicament est vendu sans ordonnance.*

Autres méthodes conventionnelles de diagnostiquer les douleurs du dos

Afin d'établir un diagnostic, en particulier si votre douleur est aiguë, si elle se prolonge ou si elle est intermittente, votre médecin pourra vous faire subir un ou plusieurs des tests suivants:

- *Une analyse sanguine*. On analysera la composition de votre sang et on cherchera des signes d'une maladie inflammatoire (voir Chapitre 3).
- *Des radiographies*. Elles permettent de voir s'il y a des changements ou des problèmes par rapport à l'ossature, de même que des tumeurs ou de l'infection. Une spondylarthrite ankylosante serait décelée par une radiographie, de même que toute dégénérescence de la colonne vertébrale.

Avantages et désavantages d'une radiographie de la colonne vertébrale

Avantages

- Elle permet de constater rapidement s'il y a lésion ou maladie.
- Elle n'occasionne aucune douleur (sinon l'inconfort de devoir s'allonger sur une surface dure alors qu'on a mal au dos).

Désavantages

- Les renseignements qu'elle fournit sont insuffisants. La plupart des douleurs du dos sont causées par des blessures dans les tissus mous, p. ex. les muscles, les ligaments, les disques ou le cartilage, et ne paraissent pas à la radiographie.
- Le risque d'inexactitude est élevé. On a procédé à des études répétées afin de voir si les experts pouvaient repérer des fractures, le calcul biliaire, des pierres au rein ou des tumeurs cancéreuses, qui se sont soldées par un taux d'inexactitude étonnamment élevé. Ainsi, le taux d'erreur en ce qui concerne le décèlement d'un cancer normalement apparent à la radiographie oscillait entre 20 et 50 p. cent.
- Les risques sur la santé sont élevés. Même en petite quantité, les radiations peuvent causer de graves dommages dans l'organisme. Les risques augmentent avec la durée de l'exposition et la fréquence. Les femmes enceintes, les enfants et les seins des adolescentes sont particulièrement sensibles aux rayons X, qui peuvent entraîner des effets cancérigènes.

En résumé

Les risques inhérents aux rayons X, leur coût et l'utilité limitée de l'information que l'on en tire les rendent moins attrayants. Si votre médecin ne vous prescrit pas une radiographie, il estime probablement que ni une fracture, ni une maladie n'est à la base de votre problème.

Des thérapies qu'un médecin peut proposer

Après avoir établi un diagnostic précis, votre médecin vous proposera probablement l'une ou l'autre des thérapies suivantes, dont aucune ne fait appel à des médicaments.

La physiothérapie

En Grande-Bretagne, il s'agit de la seule thérapie manuelle acceptée par le régime public d'assurance-maladie. Les physiothérapeutes poursuivent pendant trois ou quatre années une formation strictement réglementée par le gouvernement qui compte un stage dans les hôpitaux. Par la suite, plusieurs choisissent une spécialité. Une première consultation est similaire à celle d'un omnipraticien, peut-être plus détaillée. Les suggestions en vue d'aider le dos peuvent varier d'un physiothérapeute à l'autre et peuvent puiser à celles qui suivent:

- les premiers soins peuvent comprendre un traitement à la chaleur ou à l'aide de vessies de glace;
- des conseils quant aux soins que vous pouvez vous administrer à la maison et au travail;
- des exercices physiques (l'un des préceptes de la physiothérapie veut que le corps puisse se corriger seul, en autant que l'on pratique les exercices appropriés);
- des massages, pas seulement afin de relaxer mais à des fins bien précises (voir Chapitre 7, p. 128);
- l'articulation des jointures (il articulera vos jointures de manière à pouvoir poser un diagnostic ou à étendre l'ampleur des mouvements);
- la *manipulation* des jointures, bien qu'il ne s'agisse pas d'ordinaire des mouvements brefs et saccadés propres aux chiropracticiens. Tous les

physiothérapeutes apprennent ce qu'on appelle la mobilisation Maitlands, fondée sur une série de pressions manuelles graduées visant à étirer et à mouvoir les articulations à l'intérieur d'un spectre confortable. Cela relâche les muscles contractés, les adhésions, les capsules articulaires lésées, etc. Pareillement à un massage, cette mobilisation stimule l'échange de liquides organiques entre l'intérieur et l'extérieur des articulations.

Les appareils électroniques

Ils servent souvent à épargner du temps dans les départements de physiothérapie achalandés ou lorsque quelqu'un est d'avis qu'ils sont supérieurs à des mains expertes. Les appareils communément employés sont les suivants:

Les *ultrasons*. L'appareil émet un son à haute fréquence lorsque l'électricité circule à travers un cristal situé à l'intérieur de la tête métallique de l'instrument. Cette méthode est indolore et insonore. Bien que les résultats de la recherche faite jusqu'ici ne soient pas concluants, il semble que les ultrasons accélèrent la cicatrisation du fait qu'ils font vibrer les cellules en sympathie avec les ondes sonores qui leur sont transmises. Cela peut s'avérer utile lorsque des tissus mous lésés sont trop tendres pour souffrir qu'on les touche et qu'il faut tout de même mettre un terme au saignement.

La *thérapie interférentielle*. Elle fait appel à deux courants électriques provoquant des interférences volontaires administrées au patient par l'intermédiaire de ventouses ou d'éponges humides. Elle peut procurer un soulagement temporaire, bien que son mérite à long terme ne soit pas prouvé.

La *diathermie à ondes courtes*. Elle fait appel aux ondes électromagnétiques afin d'accélérer la cicatrisation des fractures et des tissus mous. L'appareil ne comporte aucun risque puisqu'il ne dégage aucune chaleur.

L'*électrostimulation transcutanée*. Elle consiste à stimuler les nerfs par suite de décharges électriques qui passent à travers la peau; cette méthode est articulée autour de la théorie du portillon de la douleur (voir l'encadré p. 42). On l'emploie dans les cliniques du monde entier auprès de patients en proie à des douleurs graves, voire chroniques. On assujettit deux électrodes sur la peau, entre lesquelles passe une décharge électrique, aux endroits les plus endoloris. Le courant de fourmillements que cela provoque masque la douleur ressentie, bien qu'il ne s'attaque aucunement à sa cause.

Le recherche sur l'électrostimulation transcutanée

En 1976, on faisait état dans l'*American Journal of Chinese Medicine* et dans la publication *Pain* des résultats de deux études menées séparément, lesquelles comparaient l'efficacité de l'*électrostimulation transcutanée* à l'acupuncture au sujet du traitement des douleurs lombaires et sciatiques. Il en ressortait que l'*électrostimulation* avait soulagé à court terme la moitié des patients et que l'acupuncture avait soulagé davantage de gens pendant plus longtemps. L'avantage de l'*électrostimulation* tient à ce qu'elle peut être faite sous supervision paramédicale, tandis que l'acupuncture fait appel à un praticien qualifié.

L'hydrothérapie

Cette thérapie se fonde sur les propriétés curatives de l'eau, employée de maintes façons, qu'il s'agisse d'en boire ou d'y plonger. La physiothérapie peut se faire dans l'eau, souvent en compagnie du thérapeute, qui administre le traitement et guide nos mouvements. L'hydrothérapie est une vieille méthode de guérison naturelle qui gagne rapidement le soutien d'un nombre grandissant de médecins, bien qu'elle soit toujours considérée comme une médecine «parallèle» par plusieurs. Elle repose sur un principe fort simple, à savoir que l'eau soutient une grande partie de notre poids, ce qui allège le fardeau de la colonne. Des rhumatologues publièrent en 1992 les résultats d'une étude pour laquelle ils avaient comparé trois sortes d'hydrothérapie employées pour traiter une lombalgie; les membres de ces trois groupes avaient besoin d'analgésiques en doses nettement plus faibles que ceux du quatrième groupe (qui n'avaient pas fait le traitement), même une année plus tard.

Les tractions

Il s'agit littéralement de «tirer» vers soi; les tractions peuvent se faire à la main ou à l'aide d'appareils semblables à des instruments de torture auxquels il faut se sangler. Le but visé consiste à étirer les tissus et à dégager la pression qui s'exerce sur les disques. La traction mécanique sert dans les hôpitaux à soulager les patients en proie à d'atroces douleurs en raison d'une pression exercée sur les racines nerveuses. Cette méthode est moins populaire car elle gêne le cours normal des fonctions organiques et parce que l'alitement forcé occasionne de nombreux désagréments, dont la constipation n'est pas le moindre. Les experts ne s'entendent pas sur les avantages d'une forte traction, mais on trouve des gens pour qui elle fut sans conteste d'un grand secours (voir les p. 68 à 70 pour en savoir davantage sur les tractions à faire seul).

D'autres moyens conventionnels

- La *chiro-podologie*. Un chiro-podologue traite les affections des pieds et pourra même modifier votre démarche, qui peut être à l'origine de vos douleurs du dos.
- La *dentisterie*. Un chirurgien dentiste saura vous aider si les articulations de votre mâchoire ont une fâcheuse incidence sur votre dos. Indiquez à votre médecin si vos problèmes dorsaux ont surgi peu après une chirurgie dentaire, en particulier si vous souffrez de douleurs au visage, à la tête, au cou ou aux épaules.
- L'*orthopédie*. Cette branche de la médecine étudie les affections du squelette et les corrige par l'emploi d'appareils (dits orthopédiques) tels qu'un corset, un col cervical, des semelles, etc. Si vous souffrez d'une difformité qui, au fil des ans, entraîne des douleurs dorsales, on pourrait vous orienter chez un orthopédiste qui fabrique et ajuste ce genre d'appareils. Sinon, vous pourriez consulter un podologue.
- La *podologie*. La podologie s'intéresse à la manière dont les pieds touchent le sol et emploie habituellement des chaussures ou corrections faites sur mesure. Les corrections orthopédiques sont fabriquées à partir de mesures extrêmement précises et de matériaux à la fine pointe des

percées technologiques. En conséquence, elles peuvent s'avérer onéreuses. Les ostéopathes et les chiropracticiens connaissent parfois un podologue qui assure des prix raisonnables.

- Les *cliniques de la douleur*. Elles se répandent en plusieurs régions du monde, tant pour la ligne de conduite que pour le traitement des douleurs aiguës et chroniques. Les meilleures d'entre elles proposent une vaste gamme d'options, dont celles explicitées dans cet ouvrage, et offrent un bon exemple de médecine holistique intégrée à la pratique courante.
- Les *centres de réhabilitation*. Ces centres ont pour mission de faire retrouver la santé et la vitalité à leurs patients par suite d'un accident, d'un traumatisme ou d'une intervention chirurgicale. On y enseigne à employer les appareils orthopédiques qui ont été prescrits (voir ci-haut) et à tonifier les muscles concernés.

Consulter un spécialiste

Vous pourriez compter parmi les malheureux pour lesquels un médecin ou un thérapeute ne peut rien. Si aucun traitement ne vous a été d'un quelconque secours, il faudra procéder à des analyses sanguines et des radiographies et, si vos symptômes ne correspondent à aucune affection identifiable, votre médecin vous orientera probablement vers l'un des spécialistes suivants. Les affections du dos sont si nombreuses que l'on rencontre un grand nombre de spécialités qui s'y rapportent. Voici les plus courantes.

- La *rhumatologie*. Un rhumatologue diagnostique et traite les maladies inflammatoires telles que la *polyarthrite rhumatoïde* et la *spondylarthrite ankylosante* (voir Chapitre 3).

- La *neurologie*. Un neurologue diagnostique les problèmes inhérents au système nerveux, qui compte le cerveau.
- L'*orthopédie*. Un orthopédiste diagnostique et traite toutes les affections du squelette, des muscles et des ligaments.
- La *chirurgie*. Si la chirurgie est jugée nécessaire, vous serez orienté vers l'un ou l'autre des spécialistes suivants:
  - un neurochirurgien (il opère le crâne, la colonne vertébrale et leur contenu; les interventions qui nous intéressent consisteront à soulager la compression d'un nerf occasionnée par un disque abîmé, une facette articulaire tuméfiée ou une bavure osseuse);
  - un chirurgien orthopédique (il s'occupe de repositionnement, p. ex. par suite d'une fracture, d'une difformité, de la mise en place d'une prothèse articulaire et des tissus mous).

La tâche d'un spécialiste

Un spécialiste passera en revue vos antécédents médicaux, vous interrogera sur le cas qui vous occupe et vous examinera encore une fois de la tête aux pieds. Parfois il est nécessaire de repasser à la radiographie et, à défaut qu'elle soit suffisante, il pourra vous demander de subir une *scanographie*. Les différents appareils de scanographie emploient différentes formes d'énergie, que ce soit les sons ou l'énergie magnétique, afin de saisir l'image exacte des tissus endoloris. L'information ainsi amassée est fonction du type d'appareil employé. Vous devrez probablement vous rendre à un important centre hospitalier pour subir ce genre d'examen.

Voici quelques types de scanographie que l'on vous proposera. (Chacun est détaillé, car un adepte de la médecine naturelle pourra vous en recommander un, le cas échéant.)

La tacographie

Le tacographe nécessite une quantité minimale de rayons X (une seconde pour la tête entière) et file à toute allure en enregistrant les différentes épaisseurs de tissus afin de les transposer sur la pellicule. Il peut déceler et capter une fine couche de tissus lésés ou altérés. Un spécialiste comparait ainsi les deux méthodes, à savoir que «... étudier une radiographie, c'est comme de chercher à voir d'un coup d'oeil à travers la Bible, tandis que la tacographie nous permet de lire une page à la fois».

La résonance magnétique nucléaire (RMN)

Elle vise essentiellement le même objectif que la tacographie, mais elle fait appel à des électro-aimants très puissants plutôt qu'aux rayons X. Les électro-aimants n'entraînent aucun effet indésirable connu (à moins que vous ne portiez un stimulateur cardiaque) et peuvent même s'avérer utiles.

Avantages et désavantages de la scanographie

On a recours au tacographe et à la RMN lorsque les rayons X n'apportent pas de résultat satisfaisant. Parmi les avantages, notons que ces deux techniques sont potentiellement moins nuisibles et qu'elles permettent d'apercevoir les tissus mous, dont l'importance est primordiale. Toutes deux ont permis d'épargner un grand nombre d'interventions chirurgicales, notamment les chirurgies exploratoires qui ne servaient en fait qu'à observer de visu une lésion, de même que quantité d'interventions qui auraient été jugées à-propos par suite d'un diagnostic établi selon les anciennes pratiques et qui se sont avérées inutiles après une scanographie.

Son désavantage tient à ce qu'il soit nécessaire de s'allonger et de rester immobile en un endroit exigu, entouré d'énormes machines, pendant que l'opérateur disparaît dans une autre salle et s'adresse à nous par un microphone, de l'autre côté d'une paroi vitrée. S'il s'agit d'une tacographie, la chose ne nécessite que quelques minutes; par contre, une RMN détaillée de la colonne vertébrale peut se prolonger pendant 45 minutes.

L'échographie

Voici un moyen rapide et indolore de s'aventurer profondément dans la colonne vertébrale, grâce à des ondes sonores imperceptibles à l'oreille humaine. Les réverbérations (ou écho) produites lorsqu'on dirige la source des ultrasons en direction des tissus varient d'un point à l'autre, de sorte qu'une image peut être formée.

La myélographie

Il s'agit d'une radiographie de la moelle épinière après l'injection d'un produit de contraste, que l'on appelle «myélogramme» ou «médullogramme». Ce procédé inconfortable dure environ une heure et demie. Le produit de contraste (gaz ou liquide) est injecté dans le canal rachidien et se répand autour des racines nerveuses et dans la moelle épinière. Les radiographies montrent les nerfs les plus touchés, ce qui permet au chirurgien de décider où opérer. La sûreté entourant les produits de contraste, notamment les plus anciens qui étaient à base d'huile, est remise en cause, mais, selon les mots d'un neurochirurgien d'expérience: «Un myélogramme est préférable à un scalpel.» Habituellement, on ne fait appel à cette technique que si on envisage la chirurgie et on l'emploie quelquefois de concert avec la suivante afin de cerner plus précisément le lieu du problème.

L'électromyographie

Il s'agit en quelque sorte de vérifier s'il se trouve des fils défectueux qui relient la moelle épinière et les muscles. Pour ce faire, on insère de fines aiguilles dans les muscles de la jambe, du mollet ou du pied, car ceux-ci sont souvent touchés par les maladies discales. On mesure ensuite l'activité électrique à l'intérieur de chacun de ces groupes de muscles alors que la colonne est au repos ou en action. Si la réaction d'un groupe de muscles n'est pas ce qu'elle devrait être, nous savons donc précisément quelles sont les racines nerveuses touchées.

Les traitements qu'un spécialiste peut proposer

Il existe une autre batterie de tests advenant que l'origine de vos maux demeure un mystère. Mais c'est aussi à cette étape que vous devriez envisager les thérapies naturelles, si vous ne l'avez pas encore fait, à défaut de quoi vous vous enfoncerez dans une suite de procédés reposant sur une technologie de plus en plus poussée et des médicaments de plus en plus puissants.

Par exemple, un spécialiste pourra vous recommander l'un des traitements présentés précédemment, des injections de médicaments ou une intervention chirurgicale.

Types d'injection servant à soulager les maux de dos

Injection sur une surface articulaire. Ce type d'injection contient habituellement un stéroïde et un anesthésiant. Elle est douloureuse à recevoir mais procure un soulagement de courte durée pouvant osciller entre quelques heures et plusieurs mois, si l'arthrite est sévère (chez ceux qui ont appris trop peu ou trop tard à employer leurs muscles dorsaux). On l'administre également à tous ceux qui souffrent de douleurs du dos, parfois sur plusieurs surfaces articulaires à la fois, simplement pour enrayer la douleur.

Injection de stéroïdes. Elle est administrée sur les surfaces articulaires, les autres articulations enflammées qui peuvent toucher votre dos, dans les ligaments déchirés (s'il est possible de les atteindre; certains sont très profonds) et les muscles, en association avec un aérosol rafraîchissant et quelques étirements s'il se trouve des points déclencheurs à l'intérieur du muscle en question. (En appuyant dessus, un point déclencheur causera une douleur dans une autre région que celle où il se trouve. On peut traiter les points déclencheurs sans injection, à la condition de savoir se servir de ses mains et d'une bombe de liquide rafraîchissant. Ce traitement peut être accompli par un médecin, un physiothérapeute ou un praticien des médecines naturelles.) L'efficacité des injections de stéroïdes semble augmenter à mesure que la personne chargée de les administrer acquiert de l'expérience. Si vous choisissez ce type de traitement, consultez quelqu'un qui est passé maître dans ce domaine.

Mise en garde. Nous savons que les injections de stéroïdes répétées causent l'affaiblissement de la masse osseuse, des ligaments et des attaches musculaires dans les régions où elles sont données. Elles ne constituent en rien un moyen de renforcer les muscles dorsaux. De telles injections ne vous soustraient pas à l'obligation de prendre les mesures qui s'imposent afin de vous aider vous-même (voir Chapitre 4). Un médecin compétent devrait vous dire la même chose.

Injections de sclérosants. Ces injections visent à scléroser (à durcir) les ligaments devenus trop lâches et distendus. En général, les injections de sclérosants sont administrées au Royaume-Uni par les chirurgiens orthopédistes et, aux É.-U., par des ostéopathes ayant une formation médicale. La solution injectée contient un irritant qui provoque la formation de tissu fibreux excédentaire autour du lieu de l'injection. Le procédé exige peu de temps, environ 15 minutes, mais s'avère douloureux; on peut être mis sous anesthésie légère au préalable. Il faut subir huit injections hebdomadaires avant d'éprouver quelque signe de soulagement, puisqu'il faut ce temps pour que le tissu fibreux puisse s'agglomérer en quantité suffisante. Il n'existe aucune garantie quant à la durée du résultat, mais certains patients furent soulagés pendant plusieurs années.

Injections épidurales. Il s'agit d'injecter un anesthésiant et un stéroïde dans le canal rachidien afin d'engourdir la douleur née d'une protrusion discale. L'anesthésiant est moins puissant que celui employé lors d'un accouchement et le stéroïde est ajouté pour ses propriétés anti-inflammatoires. L'injection est faite au bas du dos, à la racine de la colonne vertébrale. On administre ce type d'injection aux personnes qui semblent souffrir d'un problème touchant les racines nerveuses (p. ex. une sciatique, une douleur lombaire, le dépérissement musculaire, un ralentissement des réflexes jambiers) et qui n'ont pas réagi aux analgésiques, au repos, aux massages, aux manipulations, à l'exercice ou aux tractions. Elle permet de gagner du temps avant de devoir songer à des mesures plus sérieuses, laissant à l'organisme le soin de dégrader lui-même le disque abîmé, tandis que vous reportez l'échéance du corset de plâtre, des tractions prolongées, de la myélographie et de la chirurgie. Il appert que la plupart des problèmes discaux ne sont pas causés par une protubérance et qu'ils guérissent au fil du temps.

La *chimionucléolyse*. Si vous êtes originaire d'un pays chaud, vous savez que la papaye a d'excellentes propriétés digestives. Elle contient, entre autres, une enzyme qui peut digérer le noyau mou des disques, sous réserve qu'on l'y injecte. Voilà en quoi consiste la *chimionucléolyse*. La personne chargée de l'injection consultera probablement d'abord un *myélogramme* et observera sur un moniteur aux rayons X le déroulement de l'opération afin de s'assurer que l'aiguille est bien en place. Vous pourriez être endolori par suite de l'injection, car la substance utilisée peut filtrer vers des régions sensibles. La *chimionu-*

cléolyse fera se rétrécir de façon permanente un disque bombé, mais elle peut en même temps causer un effondrement discal qui exercera davantage de pression sur les articulations environnantes. Elle s'avère inutile si la protubérance est avancée et que des particules discales gravitent autour. Si, d'aventure, cette rare occurrence se produisait, une intervention chirurgicale serait probablement conseillée.

Chirurgie pour le dos

D'ordinaire, on ne passe pas sous le bistouri uniquement parce le dos nous fait souffrir. Il faut que la douleur dorsale se prolonge dans une jambe ou un bras, et qu'elle soit exacerbée, avant qu'un chirurgien n'envisage sérieusement de vous envoyer au bloc opératoire. Si la décision d'opérer est la bonne, il y a de fortes probabilités que vous vous trouviez mieux par la suite. Toutefois, tous ne sont pas totalement exemptés de la douleur par la suite; vous devrez tout de même veiller à l'amélioration de votre dos.

S'il faut vous opérer pour un disque vertébral, rassurez-vous! Ce n'est plus une intervention aussi majeure qu'autrefois. Nombre d'interventions sont désormais accomplies à l'aveugle, par de fines incisions pratiquées sous un microscope binoculaire, les instruments chirurgicaux étant guidés par une radiographie en continu pendant la durée de l'intervention.

Après coup, vous devriez constater une amélioration graduelle des symptômes touchant les racines nerveuses, échelonnée sur quelques semaines. Rappelez-vous qu'elles avaient du mal à se mouvoir depuis longtemps et qu'elles doivent glisser sur au moins 0,75 cm pour que, par exemple, vous puissiez allonger une jambe sans douleur.

Rappelez-vous également que votre dos est en piètre état depuis longtemps et qu'il vous faut rectifier cela. Suivez les conseils du chirurgien. Le cas échéant, consultez un spécialiste de la *réhabilitation du dos* qui veillera à le remettre en état après une blessure ou une intervention chirurgicale. Pour ce faire, il faudrait:

- consulter un physiothérapeute;
- assister à des cours sur les soins à apporter à son dos;
- consulter un ostéopathe ou un chiropracticien (l'un ou l'autre saura résoudre le problème qui a mené à la chirurgie, de même que les suites de l'intervention);
- fréquenter les cours d'un moniteur d'éducation physique ou d'un thérapeute sportif *expérimenté* afin de réapprendre lentement à faire de la gymnastique douce.

L'on doit envisager la chirurgie en dernier recours afin de soulager les douleurs du dos parce que les résultats ne sont pas garantis et aussi parce qu'il s'agit du traitement le plus invasif qui soit. Toute intervention chirurgicale comporte des risques, tels que ceux-ci:

- la réaction aux anesthésiants;
- une infection à la poitrine;
- la formation de caillots sanguins;
- l'infection de la blessure;
- une *hémorragie* (une perte importante et soudaine de sang, qu'il faut à l'occasion compenser par une transfusion).

Une *chirurgie à la colonne vertébrale* présente en plus des risques particuliers, notamment:

- Une *lésion au nerf rachidien ou à la moelle épinière* (Il s'agit d'une rare occurrence qui peut entraîner une forme de paralysie dans une proportion de un sur 5 000.)
- Un *décès* (Le taux de mortalité est très faible, c'est-à-dire trois sur 1000 pendant l'intervention ou en résultant; le cas échéant, la mort résulte habituellement d'une lésion sévère à la moelle épinière ou d'un caillot sanguin qui s'est formé dans les poumons. Cela risque plus de se produire lors d'une *grosse* opération.)

Si la perspective d'une intervention chirurgicale vous effraie, confiez vos craintes au chirurgien ou à votre généraliste et n'acceptez pas de la subir avant d'être persuadé que les avantages potentiels surpassent les risques. Un bon chirurgien vous appuiera dans votre démarche.

Voyons maintenant quelles sont les solutions de rechange que nous proposent les médecines dites douces afin d'éviter les médicaments et la chirurgie.

CHAPITRE 6

Les thérapies naturelles au secours du dos

Les méthodes douces contre la douleur

Les méthodes douces dont il sera ici question couvrent ce que l'on désigne dans les cercles de la médecine officielle comme la médecine «parallèle» ou «complémentaire» et que nous qualifions simplement de «naturelle» dans le cadre de la présente collection. Étant donné que les idées et concepts autour desquels elle est articulée s'inscrivent à l'encontre des conventions, on parle également de «médecine non conventionnelle».

L'Association médicale britannique (BMA) publiait en juin 1993 un rapport remarqué sur ce qu'elle-même qualifiait de «médecine non conventionnelle» et qui s'inscrivait à l'encontre d'un rapport précédent. Dorénavant, elle avançait que la médecine naturelle n'était pas une mode passagère, qu'elle avait des solutions à offrir, que sa pratique se répandrait et qu'on la proposerait même aux patients des médecins occidentaux formés selon les préceptes de la médecine conventionnelle.

Diverses études semblables menées par certains organismes concluaient que les prédictions de la BMA étaient déjà réalisées. Partout dans le monde, des millions de gens fixent chaque semaine des rendez-vous avec des praticiens de la médecine naturelle. En raison des sondages portant sur la satisfaction des consommateurs qui indiquent des taux élevés, de l'ordre de 60 à 80 p. cent, la BMA ne faisait que reconnaître l'évidence.

Toutefois, son rapport fit époque car il s'agissait de l'une des premières reconnaissances officielles en provenance d'un bastion de la médecine conventionnelle envers la médecine naturelle. Ce coup de chapeau trouve toute son importance auprès des personnes souffrant de maux du dos.

En Grande-Bretagne, le Parlement a reconnu officiellement, par une loi, l'ostéopathie et la chiropractique (deux des thérapies naturelles parmi les plus efficaces pour traiter les douleurs du dos) et chaque discipline aura rapidement son propre organisme de régulation reconnu par l'État.

En ce qui concerne la chiropractique, cette reconnaissance est venue après une étude comparative entre celle-ci et les traitements réservés aux patients des cliniques externes des hôpitaux. Menée pendant deux ans auprès de 750 personnes souffrant de douleurs graves ou chroniques, cette étude, dont les résultats furent publiés en 1990 dans le *British Medical Journal*, démontra que les patients consultant un chiropracticien trouvaient un soulagement si rapide et durable que l'on recommandait d'ajouter la chiropractique aux soins couverts par le régime d'assurance-maladie de l'État.

En fait, la reconnaissance officielle du bien-fondé des thérapies naturelles est encore plus poussée en d'autres pays. Ainsi, en Israël et en Afrique du Sud, de même qu'en certains États américains, les praticiens des médecines parallèles jouissent des mêmes privilèges que les docteurs en médecine en ce qui touche la pratique de plusieurs traitements, notamment de l'homéopathie, de la naturopathie et des soins par les herbes médicinales.

En quoi consistent au juste ces thérapies et pourquoi jouissent-elles d'une telle faveur populaire? Qu'ont-elles en commun et lesquelles sont efficaces pour soulager les douleurs du dos? Sur quels critères fonder son choix d'un praticien en qui l'on peut avoir confiance?

Pourquoi opter pour une thérapie naturelle?

Plusieurs raisons motivent le choix d'une thérapie naturelle afin de soulager les douleurs du dos. En voici quelques-unes:

- vous pourriez en cela suivre l'exemple d'un de vos proches à qui la médecine naturelle a profité;
- vous pourriez être entouré de gens qui ont trouvé le soulagement grâce aux médecines naturelles dans le passé et qui vous encouragent depuis à faire de même;
- vous pourriez avoir tenté toutes les avenues proposées par la médecine conventionnelle, en vain;
- vous pourriez mal réagir aux médicaments prescrits pour traiter les maux de dos ou vous préoccuper de leurs effets secondaires;
- vous pourriez préférer recourir à vos propres énergies afin de résoudre un problème plutôt que de masquer les symptômes en prenant des médicaments;
- vous pourriez devoir subir une intervention chirurgicale, être sceptique quant au bien-fondé des

thérapies naturelles, mais choisir d'en faire l'essai avant de passer au bistouri. (On rencontre des gens qui se tournent vers la médecine naturelle en attendant d'être opérés et qui se rendent compte que la chirurgie n'est plus nécessaire.)

Peu importe la raison qui vous motive, vous n'êtes pas seul. Vous participez au vent de changement qui remue les pratiques médicales à travers le monde. Les gens souhaitent davantage de la médecine que d'être pris en charge de façon passive par une autorité supérieure.

Un grand nombre de sondages et de rapports ont démontré de façon indéniable quelles sont les attentes des gens par rapport à leur médecin ou leur guérisseur. Les voici résumées:

- être considéré comme un tout, c'est-à-dire dans son esprit, dans son âme et dans son corps;
- qu'il porte une attention particulière au compte rendu que livre le patient de son problème de santé;
- qu'il prescrive un traitement dans le cadre duquel les symptômes trouvent leur utilité, sans être masqués et leurs causes ignorées;
- être impliqué activement dans sa propre guérison;
- favoriser des traitements qui ne font appel ni aux incisions, ni aux brûlures, ni à la congélation, ni à l'irradiation, ni aux produits pharmaceutiques;
- recevoir des traitements et des remèdes exempts d'effets secondaires graves;
- recevoir un traitement dont le coût soit avantageux (c'est l'une des raisons pour lesquelles les médecins et les gouvernements démontrent de l'intérêt pour les médecines naturelles).

En dépit de ses grandes réalisations et de ses merveilles technologiques, la médecine conventionnelle échoue souvent à l'un ou l'autre de ces égards. Suivez donc l'exemple d'un nombre croissant de gens qui sont en quête d'une médecine douce, sûre et efficace!

«Comment mon médecin réagira-t-il?»

Souvent, on hésite à s'aventurer hors des sentiers battus par crainte de ce que dira notre médecin s'il découvre que nous agissons dans son dos. Mais cela ne doit pas vous arrêter.

Il vaut mieux mettre votre médecin dans vos confidences, en autant que faire se peut. D'ailleurs, un bon médecin se montrera toujours compréhensif et appuiera vos décisions. Toutefois, n'accordez pas trop d'importance à son approbation puisqu'il s'agit de votre corps et de votre santé, non de la sienne. Si votre médecin se montre incompréhensif, vous auriez peut-être avantage à en consulter un autre.

Il est cependant fort probable qu'il n'en sache pas plus que vous à propos des méthodes naturelles qui retiennent votre attention. Le reste du présent chapitre portera sur ces méthodes dites naturelles afin que vous les compreniez mieux et que vous soyez en mesure de les présenter à votre médecin. Mais d'abord, un mot d'encouragement!

En dépit de votre nervosité à l'idée d'aborder ce sujet controversé avec votre médecin, vous pourriez vous retrouver agréablement surpris après coup. Plusieurs des méthodes traditionnelles employées pour traiter les maux de dos comportent des risques et plusieurs restent sans résultat chez un grand nombre de patients. Les médecins finissent par se lasser de cette situation et ils accueillent avec plaisir une solution qui fonctionne.

Les médecins sont également influencés par le vent de changement qui souffle présentement. Ceux qui sont ouverts aux thérapies naturelles prêteront une oreille intéressée et vous orienteront peut-être chez un praticien de leurs connaissances. Un nombre croissant de médecins orientent leurs patients chez des adeptes des médecines douces et cette tendance ira s'accentuant à mesure que les gouvernements reconnaîtront officiellement les différentes disciplines. Sans compter que de plus en plus de médecins font eux-mêmes appel à leurs confrères de la médecine alternative et qu'ils démontrent un grand intérêt envers leurs méthodes.

En quoi les thérapies naturelles consistent-elles et qu'ont-elles en commun?

De prime abord, les thérapies naturelles semblent très différentes les unes des autres. Quelques-unes reposent sur des observations qui semblent évidentes, tandis que d'autres sont empreintes de mystère. Quelques-unes peuvent être acquises en l'espace de quelques semaines, alors que d'autres exigent une formation qui peut s'étendre sur plusieurs années. Certaines sont familières en Occident (le recours aux herbes médicinales, notamment), tandis que d'autres, telle l'acupuncture, reposent sur des préceptes orientaux auxquels la science occidentale ne prête pas foi.

Dans un rapport paru en 1993, la BMA affirmait que les thérapies naturelles regroupent un amalgame de styles et de techniques n'ayant rien en commun. En fait, elle n'aurait pas pu se tromper davantage car, loin de se fonder sur des principes éparpillés, les thérapies naturelles reposent toutes sur les principes suivants:

- Le corps humain est naturellement en mesure de se guérir et de se réguler.
- L'être humain est davantage que la somme de ses éléments, il résulte de l'association subtile de son corps, de son esprit et de ses émotions (ou son âme). L'un ou l'autre de ces éléments, ou leur ensemble, peut influer sur la santé.
- Les conditions sociales et environnementales importent autant que les dimensions physiques et émotionnelles d'un individu, et peuvent avoir autant d'incidence qu'elles sur sa santé.
- Il importe plus de traiter la source du problème que ses symptômes évidents. Tenir compte seulement des symptômes peut masquer le véritable problème, voire l'aggraver, auquel cas il refera son apparition sous une forme plus grave encore.
- Chaque être humain est une créature originale que l'on ne peut traiter exactement comme les autres. Les adeptes de la médecine naturelle soignent des patients, pas des symptômes ou des affections.
- La guérison se fait mieux et plus rapidement si l'individu assume la responsabilité de sa santé. Cela ne sous-entend pas qu'il doit être blâmé de l'état dans lequel il se trouve, ni qu'il est puni de sa négligence. Mais la santé ne tient pas à une guérison rapide. Les ennuis de santé ne surviennent pas sans raison et vous en sortirez plus riche en vous intéressant à leurs causes plutôt qu'en confiant cette tâche à un spécialiste.

Thérapies naturelles utiles au traitement des douleurs du dos

Les thérapies naturelles entrent grosso modo dans deux catégories, c'est-à-dire le traitement du corps physique, et celui du corps spirituel et émotionnel, mais elles intègrent toujours ces deux visions. Elles ont toutes quelque chose à offrir à qui souffre de douleurs du dos, s'il y a recours au moment opportun.

Les thérapies physiques s'intéressent aux déséquilibres d'ordre mécanique et cherchent à les rectifier. Elles constituent la première solution lorsqu'on souffre du dos. Il en sera question au Chapitre 7.

Les thérapies qui s'intéressent à l'esprit et aux émotions sont dites «thérapies émotionnelles». Elles visent notamment à rétablir les déséquilibres d'ordre émotif et mental, et à retrouver la paix intérieure. Nous les aborderons au Chapitre 8.

Ces différentes thérapies ont cependant un dénominateur commun, à savoir qu'elles s'intéressent au patient dans sa globalité. Ainsi, elles vous aideront à cerner votre situation sous un angle différent et le soulagement qui s'ensuivra pourra s'avérer très physique. De l'autre côté, un massothérapeute chevronné peut mener votre esprit à un état de relaxation profonde en manipulant vos muscles.

Il existe également des thérapies qui forment des systèmes de médecine, p. ex. l'acupuncture et l'homéopathie. Ces deux dernières visent à déplacer les énergies plutôt qu'à manipuler les jointures ou à changer les attitudes. Ces types de thérapie n'entrent dans aucune des catégories susmentionnées. Il en sera question au Chapitre 9.

Leur importance ne tient pas seulement à ce qu'elles *peuvent accomplir*, mais à la manière dont le thérapeute *les accomplit.* Non seulement ce dernier doit-il être qualifié, il doit également s'investir totalement dans le traitement qu'il vous réserve. Ce type de démarche est dit «holistique» (d'après le préfixe grec *holos* qui signifie «entier»). Les meilleurs médecins s'en remettent désormais à ce principe, à tel point qu'aux É.-U. et en G.-B. ils ont fondé des organismes chargés de faire connaître et de promouvoir la médecine holistique.

Si le succès ne vient pas du premier coup

Chacun choisira une thérapie particulière en fonction de ses préférences, des ses craintes, de ses préjugés et de la personne qui la lui a recommandée. Subir autant d'influences ne vous conduira pas nécessairement au bon endroit, mais cela vous ouvrira des portes.

Si vous avez commis une erreur en choisissant tel type de thérapie, sachez qu'un praticien responsable ne vous administrera pas plus de deux ou trois traitements sans que vous ne soyez tous deux assurés que vous êtes au bon endroit. Un thérapeute honnête s'intéressera plus à votre bien-être qu'à son compte bancaire et vous orientera chez un spécialiste plus à-propos. Il ne faudra pas y voir le signe d'un échec de la part du praticien ou de la thérapie. Nul n'est en mesure de garantir votre rétablissement et nul n'est tenu à l'impossible.

La guérison ou le soulagement d'une affection, et cela vaut pour les douleurs du dos, passe par la volonté du sujet de prendre du mieux. En ce sens, votre participation compte plus que celle de quiconque.

En résumé

Si vous êtes sous les soins d'un médecin qui cherche à soulager vos douleurs du dos, la courtoisie la plus élémentaire exige que vous lui fassiez part de votre intention d'explorer les avenues naturelles. Ne soyez toutefois pas rebuté devant une réaction négative. Les médecins sont eux aussi humains et peuvent se souvenir bien plus des histoires d'horreur que de celles qui finissent bien. Si un praticien des médecines douces vous permet de trouver le soulagement, faites-en part à votre médecin; cela contribuera à ramener l'équilibre.

Les trois prochains chapitres vous aideront à chercher la méthode douce indiquée dans votre cas, alors que le dernier vous proposera quelques trucs en vue de choisir un thérapeute fiable.

CHAPITRE 7

Le traitement physique

Des thérapies physiques qui apportent des résultats

Le traitement des douleurs du dos fait communément appel aux types de manipulations proposées par les thérapies ci-après énumérées. Celles dont les noms paraissent en caractères **gras** sont bien documentées, ont été éprouvées et nous les abordons dans ce chapitre. Les autres peuvent être efficaces, mais nous n'en possédons pas suffisamment de preuves pour l'affirmer en toutes lettres. Les thérapies physiques recommandées afin de soulager les douleurs du dos sont les suivantes:

- **la technique Alexander***
- **la kinésithérapie***
- l'aromathérapie*
- **la chiropractique**
- la méthode Feldenkrais*
- la méthode Heller
- **la massothérapie***
- la technique neuromusculaire
- **l'ostéopathie (et l'ostéopathie crânienne)**
- le qi-gong*
- la méthode de Rolf
- le taï-chi-chuan*
- **le yoga***

* *Il s'agit d'une thérapie que l'on peut faire seul, moyennant une formation de base.*

Les techniques auxquelles font appel ces différentes thérapies se recoupent grandement, en partie parce que plusieurs sont de la même eau. Elles remontent à plusieurs millénaires, ainsi qu'en font foi les fresques préhistoriques laissées dans les grottes, les hiéroglyphes et les anciens manuscrits. Elles ont également des choses en commun parce qu'elles participent d'un même processus évolutif et que leurs partisans ne craignent pas de partager leurs avancées, advenant qu'elles soient compatibles entre elles. Il existe toutefois entre chacune des distinctions importantes.

La technique Alexander

Ainsi nommée en l'honneur de l'acteur autrichien F. Matthias Alexander qui la mit au point au début du siècle, cette technique allie apprentissage et thérapie. Alexander démontra que les mauvaises habitudes posturales que nous acquérons en vieillissant peuvent influer sur la santé, mais qu'elles peuvent être corrigées par le biais de la rééducation physique. Afin de bien souligner cette caractéristique, les praticiens de la technique Alexander sont dits «professeurs» plutôt que thérapeutes et l'apprentissage s'acquiert en assistant à des cours. Au bout de quatre à six cours en moyenne, l'élève est en mesure de passer seul à la pratique.

Si l'on veut obtenir des résultats concluants, il faut cependant être prêt à modifier du tout au tout sa façon de se mouvoir et de penser. Au début, le thérapeute procédera à de très douces manipulations afin de libérer la tension accumulée dans les endroits crispés; mais lors des cours subséquents, on doit tout réapprendre depuis le début: comment marcher, comment respirer, comment écrire. Ceux qui enseignent la technique Alexander affirment qu'il s'agit, non seulement d'apprendre à se mouvoir, mais d'atteindre un équilibre en déployant un minimum d'effort. Dès lors qu'on la pratique, on devrait sentir les tensions émotionnelles s'estomper parallèlement aux tensions physiques (*voir Figure 6*).

La technique Alexander s'est vite répandue ces dernières années. Ainsi, en Grande-Bretagne, elle est pratiquée dans nombre d'hôpitaux afin de soulager la douleur et on la dispense à titre préventif à tous les élèves dans les conservatoires de musique. En fait, la technique a d'emblée trouvé preneurs chez les acteurs, les danseurs et les artistes en général, qui affirment qu'elle leur permet d'étendre leurs capacités.

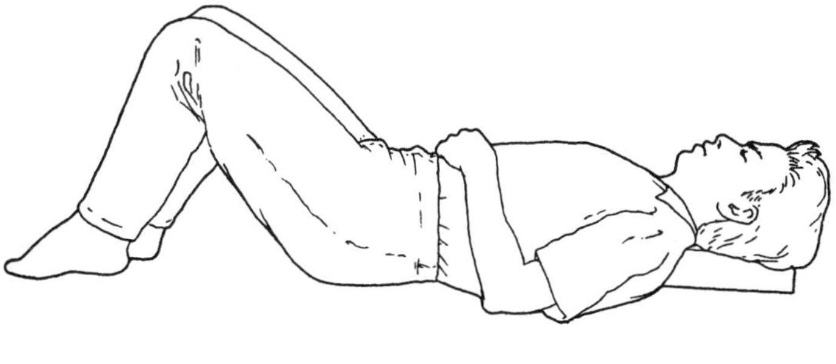

Figure 6. Un exercice de relaxation tiré de la technique Alexander

La kinésithérapie

Il s'agit d'un mode de diagnostic et de traitement qui consiste grosso modo à tester les muscles. Elle fut mise au point par des chiropracticiens américains au cours de la Seconde Guerre mondiale; on parlait alors de «touchers thérapeutiques». Elle est aujourd'hui pratiquée surtout par les ostéopathes et les chiropracticiens, quoique des neurologues russes s'en servent désormais, ayant subi en cela l'influence des enseignants britanniques en poste dans les hôpitaux russes.

La kinésithérapie repose sur le principe selon lequel les différents courants d'énergie qui parcourent le corps, ou méridiens (voir «Acupuncture», au Chapitre 9), sont couplés à différents muscles. La force de chacun d'eux peut être évaluée individuellement, de sorte que l'on peut déterminer l'état du système nerveux et le niveau de vitalité du sujet.

Les praticiens estiment que la lecture d'un muscle normalement fort nous apprendra qu'il est faible advenant qu'un stress particulier soit imposé à l'individu et que, inversement, un muscle faible au départ retrouvera sa force potentielle lorsque la carence sera compensée.

Ainsi, les muscles linguaux d'une personne sensible au sucre montreront une faiblesse si on dépose une infime quantité de sucre sur le bout de sa langue, alors qu'ils restent forts si on n'en fait rien. La kinésithérapie est donc employée dans le diagnostic des intolérances et sensibilités aux aliments et aux substances chimiques. De la même façon, un individu carencé en zinc retrouvera la force dans un muscle affaibli si on dépose sur sa langue une quantité précise de zinc. En conséquence, cette méthode sert également à rectifier les déséquilibres nutritionnels.

La kinésithérapie est toutefois une science compliquée dont l'apprentissage est très long. Elle emprunte à toutes les branches de la médecine et utilise l'organisme comme s'il s'agissait d'un ordinateur biologique capable de répondre à ses propres questions. Il faut posséder une somme de connaissances impressionnante avant d'être en mesure d'y faire appel avec succès et on peut hélas! y recourir de façon abusive lorsque l'enthousiasme excède les compétences. Laissée entre bonnes mains, elle a pu soulager nombre de personnes souffrant de maux du dos, chez qui d'autres méthodes s'étaient avérées infructueuses.

La chiropractique

Ce mode de diagnostic et de traitement fut élaboré en Amérique à la fin du XIXe siècle; il tient compte du degré d'aisance de mouvement des différentes régions du corps et de la libre circulation à l'intérieur des nerfs rachidiens en particulier.

Un chiropracticien fait d'abord appel à la radiographie afin de poser un diagnostic initial (voir les avantages et les désavantages de la radiographie aux p. 94 et 95), après quoi il ajoute à ses observations en procédant à un examen physique détaillé. Par la suite, il détermine quelles sont les *facettes articulaires* de la colonne qui doivent être replacées.

Les chiropracticiens peuvent traiter d'autres régions du corps mais leur réputation s'est bâtie en raison de leur habilité à soulager les problèmes de la colonne vertébrale. Leur technique fait appel à des pressions brèves et saccadées exercées directement sur la jointure bloquée. Il s'ensuit une sorte de clic! au moment où l'articulation est dégagée. Le son prendra de l'ampleur si la manipulation se fait au niveau du cou, mais la portée du mouvement est vraiment infime. Vous pourriez recevoir initialement plusieurs traitements par semaine, après quoi les séances s'espaceront jusqu'à ce que votre problème soit résolu.

De toutes les thérapies naturelles, la chiropractique compte désormais le plus grand nombre de praticiens établis partout dans le monde. Il s'en trouve plus de 30 000 aux É.-U. seulement qui jouissent d'une situation quasi comparable à celle des médecins conventionnels, bien qu'ils n'aient pas accès d'office aux centres hospitaliers. En Grande-Bretagne, où près de 600 chiropracticiens se partagent 75 000 traitements par semaine, ils furent reconnus par une loi votée au Parlement en 1994 et ont depuis 1996 leur propre association professionnelle.

La massothérapie

L'art du massage est probablement l'une des plus anciennes thérapies manuelles que l'humanité connaisse; il se fonde sur la réaction innée de toucher ou frotter une région endolorie. Bien sûr, les techniques ont été améliorées depuis et la recherche confirme les effets bénéfiques et en indique d'autres qui étaient restés insoupçonnés.

Les effets directs (ou mécaniques) du massage

- le réchauffement par suite d'une friction
- la stimulation de la circulation sanguine
- l'étirement des tissus mous
- la dégradation des tissus cicatriciels

- le délogement des adhésions
- l'amélioration de la *perméabilité* tissulaire (cela signifie que les pores de la peau s'ouvrent mieux, expulsant les déchets et accueillant le sang frais plus rapidement)
- favorise la micro-circulation (cela signifie que le courant sanguin est activé en raison de l'élargissement des vaisseaux par suite de la pression exercée sur eux)
- la sécrétion des enzymes (nécessaires afin d'accélérer toutes les réactions chimiques dans l'organisme)
- favorise l'*élasticité* des tissus (sous l'effet combiné des différents mouvements du massage)

Les effets indirects (ou réflexes) du massage

- la relaxation (par suite du relâchement des tensions dans les tissus et du massage de certains points précis qui provoquent la détente)
- l'atténuation de la douleur (en favorisant le drainage des déchets qui provoquent la douleur tels que l'*acide lactique*, en étirant les muscles et le fascia afin de réduire la fragmentation des tissus, et en stimulant la sécrétion de substances analgésiques, les *endorphines*)
- favorise la micro-circulation (cette fois par le biais des réflexes nerveux, sous l'effet d'une légère pression)
- équilibre le *système nerveux autonome* (responsable des mouvements musculaires involontaires tels que les pulsions cardiaques et la digestion)

La massothérapie est également employée afin de réduire l'hypertension et de normaliser l'élimination des matières fécales chez celui qui est constipé. En pareils cas, une surcharge est exercée sur la colonne vertébrale, qui entraîne à son tour des spasmes musculaires de tout son long.

La massothérapie soulage moins vite que la manipulation des articulations, mais son rythme convient mieux à certains. Toutefois, si les douleurs persistent après quelques séances, vous devrez envisager un autre des traitements présentés ici, notamment la chiropractique, l'ostéopathie crânienne ou l'ostéopathie tout court. Elles parviennent mieux à soulager les douleurs sévères et persistantes.

L'ostéopathie

L'ostéopathie consiste à manipuler les os de sorte qu'ils retrouvent la mobilité nécessaire à leurs fonctions et notamment à dénouer les articulations bloquées. Au contraire des chiropracticiens, les ostéopathes emploient rarement la radiographie et travaillent plutôt sur les tissus mous.

Il s'agit d'une autre thérapie mise au point par un Américain vers la fin du siècle dernier, mais les ostéopathes sont d'avis qu'il s'agit davantage d'une philosophie que d'une technique. Autrement dit, le confort et la santé du corps humain sont fonction de mouvements sains. Aussi, lorsqu'on est en présence d'une stagnation du mouvement, que ce soit au niveau d'une jointure, d'une articulation, d'un liquide organique ou d'une attitude, il y a le potentiel d'une maladie.

L'ostéopathe fait subir à ses patients un examen physique détaillé en recourant à des techniques qui peuvent grandement varier. Il peut procéder à la manipulation des tissus mous (il vous massera fermement et procédera à des étirements rythmés avant de manipuler vos articulations) et, si une articulation spinale doit être manipulée, il fera appel à des leviers naturels intérieurs afin d'étirer l'articulation jusqu'à son déblocage plutôt que d'exercer une pression directe sur une facette articulaire.

Aux É.-U., où l'ostéopathie a vu le jour, un ostéopathe doit d'abord être docteur en médecine. Ailleurs, il en va du contraire. Les ostéopathes ne sont généralement pas médecins; ce sont des spécialistes de l'ostéopathie qui sont parfois naturopathes. En Grande-Bretagne, ils sont plus de 2 000 à se partager environ 100 000 traitements par semaine.

L'ostéopathie crânienne

Il s'agit d'une ramification de l'ostéopathie qui s'avère efficace dans plusieurs cas de douleurs du dos. L'ostéopathie crânienne ne s'intéresse pas qu'aux os du crâne, mais vise plutôt à aligner la tête et la colonne vertébrale. Ce faisant, elle a accompli une véritable révolution quant aux vues des ostéopathes concernant le mouvement et la santé du corps humain.

L'aventure débuta dans les années 1930, alors qu'un ostéopathe tenta de réfuter que les os formant le crâne sont mobiles, en dépit des interstices suffisants pour les faire bouger. Il finit par prouver le contraire, c'est-à-dire que les os formant le crâne, de même que l'ensemble des tissus du corps humain, effectuent un mouvement au rythme lent tout au long de l'existence.

Les spécialistes de l'ostéopathie crânienne croient que le flux et le reflux dans les tissus est un indice de leur santé, de même que leurs points de crispation. En écoutant les dérèglements de leurs mouvements normaux, ils croient pouvoir associer les symptômes aux structures correspondantes pouvant être affectées pour ensuite rectifier les déséquilibres qui perturbent leur tension.

Honoraires professionnels

Le traitement prodigué par un chiropracticien et un ostéopathe n'est généralement pas remboursable au regard des régimes publics d'assurance-maladie de la plupart des pays où ces disciplines sont pratiquées. Le patient doit donc en défrayer lui-même le coût.

En général, les traitements ostéopathiques et chiropractiques offrent un rapport qualité-prix avantageux pour la plupart, en particulier pour les travailleurs autonomes, parce qu'ils procurent un soulagement rapide de la douleur et qu'ils permettent de vite reprendre le travail. De même, ceux qui ont la charge de personnes âgées ou handicapées ne peuvent prolonger indéfiniment leur période d'inaction.

Si vous n'avez pas les moyens de défrayer le coût de tels traitements, plusieurs thérapeutes pratiquent une gamme de prix qui va décroissant ou acceptent de reporter les versements, voire en annulent quelques-uns. On trouve dans la plupart des pays des collèges d'enseignement professionnel où l'on met sur pied des cliniques de soins supervisés qui dispensent des traitements à moindre coût.

Cette démarche prend en compte ce qui se passe *dans* l'organisme plutôt que de lui imposer des correctifs extérieurs. Elle compte parmi les plus douces des thérapies manuelles et ses résultats peuvent être spectaculaires. Il importe donc de consulter un ostéopathe ayant les compétences cliniques nécessaires pour être en mesure de jauger les réactions subtiles enregistrées dans vos tissus.

L'ostéopathie crânienne est tout indiquée pour traiter les nouveau-nés et les enfants, qui réagissent particulièrement bien à la douceur des manipulations.

Note: En Grande-Bretagne, des individus qui ne sont pas ostéopathes pratiquent l'ostéopathie crânienne en se qualifiant de «thérapeutes sacro-crâniens», afin de contourner les obligations professionnelles faites aux ostéopathes dûment accrédités. Ils n'ont toutefois ni la formation, ni les connaissances propres aux ostéopathes et, conséquemment, il vaut mieux s'en méfier.

Le yoga

Nombre de spécialistes mettent en garde les personnes souffrant de douleurs du dos contre le yoga, mais une recherche qui a cours actuellement en Grande-Bretagne permet de penser qu'il peut être extrêmement efficace, en particulier dans les cas de douleurs chroniques.

Au *Yoga Therapy Centre* de Londres, fondé en 1993, on affirme que le yoga peut soulager les douleurs dorsales chroniques en renforçant et en tonifiant les muscles du dos et en améliorant la mobilité en général. Les patients y apprennent des exercices précis, mis au point de concert par un neurochirurgien et un yogi, qu'ils ont le loisir d'exécuter seuls après une brève formation. La position du «Chat» offre un bel exemple d'exercice bénéfique au dos (*voir Figure 7*).

Toutefois, on ne recommande pas le yoga à ceux qui souffrent de douleurs aiguës ou de troubles pelviens occasionnés par les problèmes lombaires. Le yoga est également déconseillé aux personnes souffrant d'arthrose. Il faut retenir que le yoga peut contribuer à soulager les douleurs du dos, mais qu'il vaut mieux consulter au préalable un thérapeute spécialisé dans les douleurs du dos qui connaisse également le yoga.

En résumé

Les thérapies présentées dans ce chapitre peuvent atténuer, voire effacer complètement, les effets physiques des douleurs du dos. Toutefois, celles-ci ont très souvent une cause sous-jacente qui n'est pas strictement physique. Dans le prochain chapitre, nous nous intéresserons aux thérapies naturelles employées afin de traiter les causes et les aspects émotionnelles des douleurs du dos.

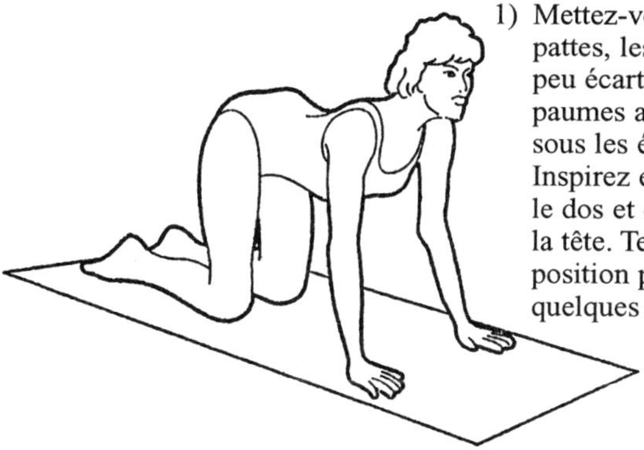

1) Mettez-vous à quatre pattes, les genoux un peu écartés, les paumes alignées sous les épaules. Inspirez en creusant le dos et en relevant la tête. Tenez cette position pendant quelques secondes.

2) Expirez, cambrez le dos au maximum et penchez la tête entre les bras. Tenez cette position pendant quelques secondes. Refaites cet exercice entre 10 et 20 fois.

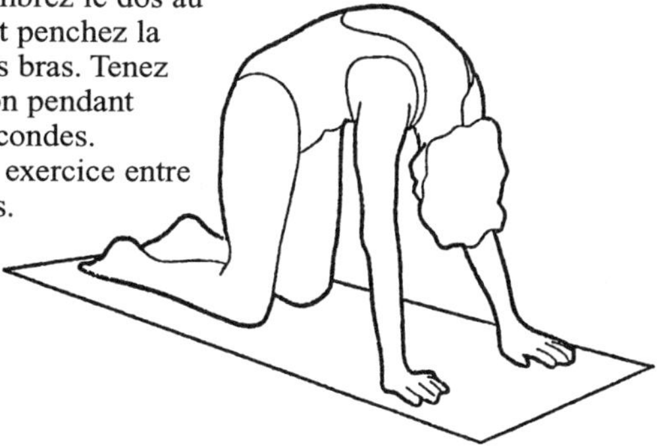

3) Finalement, asseyez-vous sur les talons, posez les mains près des pieds, les paumes vers le haut, le front au sol. Détendez-vous ainsi pendant deux ou trois minutes. Relevez-vous doucement et lentement.

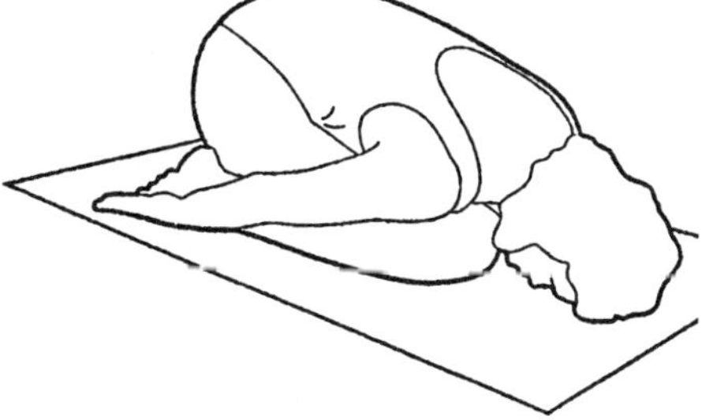

Figure 7. La position du «Chat»

CHAPITRE 8

Le traitement émotionnel

Des thérapies qui donnent des résultats

Ce chapitre porte sur les thérapies articulées autour de leurs effets émotionnels (c'est-à-dire sur les effets qu'elles ont sur l'esprit et les émotions) propres à soulager les douleurs du dos. Elles sont au nombre de trois:

- la méditation*;
- la relaxation*;
- les remèdes floraux*.

* *Thérapies que l'on peut accomplir soi-même après une formation initiale*

Le lien entre le corps et l'esprit

Peu de gens, même chez les professionnels de la santé, semblent se rendre compte à quel point notre dos et nos émotions sont étroitement associés. Cela est particulièrement vrai lorsque nous sommes blessés et ce l'est encore plus lorsque nous souffrons depuis quelques semaines, voire quelques mois.

Voyez quelles sont les incidences de nos émotions sur notre posture! Lorsque nous sommes debout ou que nous marchons, tous nos organes vulnérables sont exposés au monde extérieur et nous comptons sur notre dos afin de nous faire tenir cette position.

Lorsque nous éprouvons de la confiance en nous-mêmes, nous nous sentons plus grands que nature et nous n'éprouvons aucune crainte. Parfois, le courage nous manque, la fierté ne nous atteint plus et nous nous sentons penauds; nous nous dégonflons, nos muscles abdominaux se relâchent, notre dos se voûte et notre torse ploie vers l'avant sous l'effet combiné de la gravité et du poids des sentiments négatifs.

La tension et la compression tiennent également un rôle dans cette triste histoire. Certains ne s'affaissent pas mais réagissent à la manière des tortues; ils se rentrent la tête entre les épaules, figent leurs omoplates et contractent leurs abdominaux de manière à former une armure protectrice. La colonne vertébrale est alors coincée entre les lignes de feu du devant et de l'arrière.

Ajoutons à cela quelques contraintes d'ordre respiratoire, sans perdre de vue que le corps humain est toujours quelque peu disproportionné, qu'il doit donc rectifier ces déséquilibres, et nous avons réuni les ingrédients de base de la douleur et des blessures dorsales.

Le lien causal entre les émotions et une blessure physique

La recherche menée au cours du siècle qui s'achève nous a appris que nos émotions entraînent des changements d'ordre chimique dans l'organisme. De tels changements peuvent miner la santé des tissus en affectant leur capacité d'adaptation. En conséquence, les tissus sont moins en mesure de répondre aux exigences que nous formulons à leur endroit.

L'élément déclencheur qui vient rompre l'équilibre a finalement peu d'importance. Il peut s'agir d'un facteur de stress alimentaire (p. ex. sauter un repas lorsqu'on est surmené ou boire trop d'alcool ou de café) comme il peut s'agir d'une tension exacerbée qui était à l'origine du problème.

Sans toujours nous en rendre compte, nous passons à travers la situation, sans plus. À ce point, nous avons en réserve très peu d'énergie afin de surmonter les situations de choc. Si une crise imprévue survient en un tel moment (et voyez comment elle survient rarement seule mais qu'elle en entraîne souvent plusieurs dans son sillon), notre dos et notre cou refusent d'encaisser davantage de coups. Ils déclenchent des spasmes d'une force extraordinaire au moment même où nous n'avons plus la force de les soutenir.

Les réactions négatives à la douleur

La douleur provoque en nous un découragement, un ras-le-bol. Ces réactions négatives sont utiles car nous devons d'abord être insatisfaits d'une chose avant de vouloir en changer. Etre en proie à la douleur finit par ralentir nos activités et on trouve toujours quelque chose à apprendre en pareille circonstance.

Lorsque la douleur nous atteint, la colère nous guette. Mais elle ne ferait qu'empirer la situation. Il est normal d'éprouver de la colère devant les désagréments, l'injustice ou la souffrance qu'entraîne la situation. Malheureusement, un tel sentiment hausse le taux d'adrénaline dans le sang et nous rend plus tendus encore.

La colère masque parfois la peur. On peut craindre que la cause de la douleur ne soit grave ou qu'elle s'éternise. La peur est une réaction automatique, instinctuelle du corps humain, qui accroit le taux sanguin d'adrénaline.

La douleur chronique et la dépression

Il faut consacrer beaucoup d'énergie à la peur et à la colère, et malheureusement l'énergie est souvent carencée lorsque nous avons mal. Voilà pourquoi les personnes affligées depuis un bon moment par la douleur finissent par sombrer dans la dépression. Elles sont épuisées sur les plans émotionnel et mental. Mais la dépression n'est que superficielle, masquant de nombreux problèmes auxquels il faudra s'attaquer un à un avant qu'une cure ne soit utile.

Soulager son dos en soulageant d'abord son esprit

Si vous estimez que vos douleurs dorsales peuvent résulter de votre disposition d'esprit ou de vos émotions, vous pourriez vous intéresser aux schèmes mentaux, émotionnels et physiques sous-jacents au comportement qui cause vos ennuis de santé. Il faudra probablement apprendre à votre esprit et à votre corps à fonctionner sur un mode plus détendu et mieux équilibré. Il faut compter pour cela beaucoup de temps et de patience, mais les résultats pourraient vous étonner.

Indices selon lesquels des problèmes émotifs seraient à l'origine d'un mal de dos

Plusieurs indices disent clairement que la sphère émotionnelle est à l'origine du problème.

- Lorsque la douleur se présente d'habitude après un trouble émotionnel important ou par suite d'un tas de bouleversements mineurs.
- Lorsque les antécédents familiaux recèlent des cas semblables sans raison physique apparente. (Certains se sentent prédisposés aux douleurs dorsales ou alors on leur enseigne dès la petite enfance que les personnes souffrant du dos reçoivent beaucoup d'attention. Quoi qu'il en soit, cette idée s'enracine dans leur conception de la vie. On a vu des enfants en santé boiter afin d'agir comme leurs aînés souffrants.)
- L'apparition de douleurs dorsales depuis que l'on a été blessé. (Même si la blessure s'est cicatrisée, le choc ou les émotions en découlant peuvent encore être présents, c'est-à-dire que l'on ne s'en est pas encore détaché.)
- Lorsque l'on a à gagner financièrement en prolongeant ses souffrances, p. ex. s'il s'agit d'un accident de travail pour lequel on touche une compensation d'une compagnie d'assurances ou des prestations d'invalidité. Certains réclament leur dû et veulent en finir rapidement, tandis que d'autres étirent les choses plus longtemps qu'il ne le faut simplement par appât du gain. Ils ne sont pas toujours conscients du jeu auquel ils s'adonnent, ni des répercussions que cela peut entraîner sur une carrière.
- Lorsqu'on a autre chose à gagner de nos souffrances; p. ex. si elle nous permet de ne pas reprendre de sitôt un boulot détesté ou d'éviter d'aborder un problème grave, d'ordre relationnel notamment.

- Lorsque les efforts de tous les thérapeutes réunis ne parviennent pas à trouver une cause à la douleur, on peut avoir le sentiment d'être un puzzle dont personne ne peut assembler les morceaux.

La cause du problème se trouve-t-elle dans la tête?

Les personnes souffrant de douleurs dorsales pour lesquelles il n'existait aucun symptôme physique se sont longtemps fait répondre par le médecin traitant que le problème était «dans leur tête». La chose survient moins souvent de nos jours, mais, le cas échéant, ne perdez pas espoir. Un ostéopathe ou un praticien d'une thérapie par manipulations pourrait vous être de quelque secours. Toutefois, si vous êtes l'un de ceux pour qui la race humaine ne peut rien, ne renoncez pas! (En ce cas, l'homéopathie devrait retenir votre attention. Voir Chapitre 9, «Thérapies énergétiques».)

Quoi qu'il en soit, si un thérapeute digne de confiance en arrive à la conclusion que votre mal de dos est causé par quelque chose qui vous perturbe à ce point, il pourrait avoir raison. Votre douleur est bien réelle et personne ne devrait remettre cela en cause.

Révisez la liste parue précédemment et voyez si l'une ou l'autre de ses composantes vaut dans votre cas. Nul ayant déjà souffert ne peut affirmer en toute honnêteté n'avoir jamais tiré aucun avantage de sa souffrance. Cependant, à employer notre énergie à cultiver la douleur sous prétexte qu'elle nous profite autrement, nous risquons qu'elle n'occasionne de sérieux dégâts.

- Une recherche menée récemment a démontré que les personnes en proie à la douleur chronique risquent l'apparition de lésions permanentes à certaines cellules nerveuses de la moelle épinière (les interneurones inhibiteurs) chargées d'amortir la douleur.
- L'ensemble du système nerveux peut finir par s'arrimer à la douleur et il peut devenir extrêmement difficile d'en éteindre les signaux.
- Plus longtemps on se complaît dans la maladie, plus on a du mal à revenir à la normalité et à faire de nouveau face à ses responsabilités.
- Nos systèmes de soutien social et financier dépendent peu à peu de notre état d'invalidité.

Comment réagir à la douleur émotionnelle?

Il existe plusieurs méthodes permettant d'atteindre le corps par l'intermédiaire de l'esprit. Le reste de ce chapitre s'intéressera à celles dont les avantages sont prouvés. Toutes les thérapies peuvent influer sur notre dimension émotionnelle et, en conséquence, nous venir en aide. Ce n'est pas tant la thérapie qui compte que les besoins et désirs de l'individu traité. Il faut avant tout choisir une avenue qui nous semble attrayante. Cette forme de sélection personnelle, fondée sur l'instinct ou l'intuition, offre probablement la meilleure garantie de réussite simplement parce que vous souhaitez qu'elle fonctionne.

La méditation

Également appelée «concentration passive», la méditation peut se passer du mysticisme caractéristique des diverses associations religieuses orientales qui l'ont popularisée en Occident dans les années 1960. La recherche démontre clairement que la concentration passive, pour peu que l'on sache y parvenir, permet de calmer le *système nerveux sympathique*. Il s'agit du système, centré dans notre cerveau, responsable de notre réaction de fuite ou de combat.

Le système nerveux sympathique, qu'on le lui commande ou non, cherche à calmer notre instinct défensif, ce qui a pour incidence de réduire notre quantité d'adrénaline et de détendre les muscles. Diverses études ont démontré que la méditation peut atténuer la douleur, corriger les sautes d'humeur, diminuer l'emploi de médicaments et influer sur un tas d'autres facteurs associés aux douleurs du dos.

Il est préférable d'apprendre à méditer d'un professeur qualifié. Il faut apprendre à se relaxer en s'asseyant confortablement, en se concentrant sur un objet agréable à regarder, qui ne se déplace pas — la flamme d'une bougie, par exemple —, et faire le vide en son esprit. Certains ont plus de facilité en répétant un «mantra», c'est-à-dire un mot ou une formule choisi afin de suggérer la paix et le calme.

Les plus célèbres mantras sont, bien sûr, orientaux mais cela n'est pas une condition sine qua non. Choisissez un ou quelques mots qui ont un impact sur vous ou, mieux encore, qui soient neutres. Autrement dit, ils doivent interrompre votre dialogue intérieur et faire régner le silence.

La relaxation

Les personnes qui connaissent les techniques de relaxation parviennent à atténuer leurs douleurs du dos et à réduire leur consommation de médicaments.

La relaxation devrait être aussi innée que la respiration, mais un nombre impressionnant de gens semblent incapables d'accomplir cette fonction pourtant vitale. Si c'est votre cas, vous auriez intérêt à vous inscrire à un cours de relaxation, bien qu'il se trouve quantité de choses que vous puissiez faire seul.

- Engagez-vous à y consacrer un peu de temps chaque jour (disons, 30 minutes).
- Engagez-vous face à vous-même à ne pas vous laisser distraire et aménagez votre intérieur de manière à ce que la chose soit réalisable. Plus votre intention sera forte et précise, plus vos proches respecteront votre engagement.
- Assurez-vous de disposer de l'*énergie* nécessaire à la relaxation. (Cela peut sembler bizarre, mais la relaxation exige de la concentration et de la tranquillité. Si vous avez sommeil, allez vous coucher. Vous vous relaxerez une autre fois.)
- Croyez en votre pouvoir de trouver le calme et l'équilibre; ne vous mettez pas d'entraves en vous répétant combien vous êtes tendu. Advenant que quelqu'un vous ait convaincu de votre incapacité de vous relaxer, vous ne feriez que renforcer son message.
- Croyez en votre *droit* de vous relaxer. Il faut s'étonner de ce qu'un grand nombre d'Occidentaux se sentent coupables devant la perspective de la relaxation, comme s'il s'agissait d'un péché. Vous avez votre permission de vous relaxer et cela suffit.

Si vous préférez assister à des cours, vous devriez en trouver dans les endroits suivants:

- les gymnases et centres de conditionnement physique de votre localité;
- les centres communautaires et d'éducation aux adultes;
- les cliniques où l'on soulage la douleur et les écoles de rééducation du dos.

Il existe également de nombreuses audiocassettes et vidéocassettes qui enseignent les techniques de relaxation.

Les remèdes floraux

Les remèdes floraux sont fabriqués à partir de certaines fleurs qu'on laisse infuser plusieurs heures sous le soleil; l'infusion ainsi produite est alors conservée dans de l'alcool (il s'agit de brandy bon marché). Les remèdes floraux les plus connus sont ceux du Dr Bach, ainsi nommés en l'honneur de leur découvreur, le Dr Edward Bach, un médecin converti à l'homéopathie, qui pratiquait au début du siècle; toutefois, plusieurs marques concurrentes leur disputent le marché, notamment en provenance de la Californie et de l'Australie.

Les remèdes floraux servent à traiter les perturbations émotionnelles sous-jacentes, non pas les symptômes, qui vont de pair avec la maladie ou la douleur. On peut les employer avec ou sans ordonnance. On compte 36 remèdes floraux dans la gamme proposée initialement par le Dr Bach, quoique certains prétendent y avoir ajouté depuis. Avant de les employer, il suffit de lire le dépliant qui les accompagne et qui présente les différents états émotionnels dans lesquels les gens se trouvent, selon le Dr Bach.

Si l'un d'eux correspond à votre état, ou plusieurs, alors vous avez le (ou les) remède(s) qu'il vous faut. Cependant, si plusieurs d'entre eux s'avéraient nécessaires à votre traitement, on conseille de consulter un thérapeute professionnel, à défaut de quoi vous pourriez vous enliser dans un bourbier de remèdes. Un thérapeute d'expérience vous aidera à éviter la confusion.

Il n'existe toutefois aucune preuve scientifique à l'appui de ces remèdes mais, depuis quelque 50 ans qu'ils sont utilisés, des centaines de milliers de personnes en ont fait l'essai et jurent leurs grands dieux qu'ils sont efficaces. La morale de cette histoire est la suivante: faites-en l'essai et voyez par vous-même! Ils ne vous feront aucun tort et, advenant qu'ils vous procurent le soulagement, ce sera tant mieux!

En résumé

Les thérapies dites émotionnelles peuvent s'avérer très utiles afin d'aller au fond des choses, notamment si rien d'autre n'a réussi à percer le mystère de vos douleurs du dos. Il n'est pas facile de se débrouiller seul en vue de s'aider soi-même, car les solutions proposées sont multiples et complexes, et nul n'est bon juge d'un problème profondément ancré en lui. Voilà pourquoi l'assistance d'un thérapeute professionnel est recommandée alors.

Par contre, il faut prendre garde et ne pas s'adonner trop longtemps à une thérapie émotionnelle en vue de soigner son dos. Ses mérites ne sont pas clairement prouvés et la dépendance qu'elle peut entraîner sera pire que le mal qu'elle visait à soulager. Votre corps devrait réagir rapidement lorsque vous ferez quelques pas dans la bonne direction et nombreuses sont les avenues que vous pouvez emprunter seul. S'arrêter pour parler de vos douleurs ne constitue qu'une des nombreuses facettes de la thérapie.

Une autre de ces facettes touche l'énergie subtile et les thérapies y faisant appel, telles que l'acupuncture. Voyons de plus près de quoi il en retourne.

CHAPITRE 9

Des thérapies énergétiques au secours de votre dos

Le traitement de votre force vitale

Ce chapitre porte sur les thérapies fondées sur la présence de formes d'énergie très subtile à l'intérieur du corps, dont on affirme qu'il est possible de les canaliser afin de guérir telle ou telle affection. Nous avons dressé la liste de celles qui, parmi ces thérapies dites énergétiques, sont censées soulager les douleurs du dos. Cependant, seules quelques-unes offrent la preuve de leur efficacité. Ce sont celles-là que nous avons retenues; elles paraissent en caractères **gras** et seront expliquées en détail.

- **l'acupuncture** (et la thérapie auriculaire)
- **l'acupressure (et le shiatsu)**
- l'équilibrage des chakras
- la thérapie par les cristaux*
- **la guérison spirituelle (et le toucher thérapeutique)**
- **l'homéopathie***
- **la magnétothérapie***
- la technique métamorphique
- **la réflexologie*** (et la thérapie **Vacuflex**)
- la thérapie par la polarité
- le reiki
- le toucher spinal

* *Il s'agit d'une thérapie que l'on peut faire seul, moyennant une formation de base.*

Qu'est-ce qu'une thérapie énergétique?

L'idée d'employer le champ de force invisible qui entoure et infiltre le corps humain peut paraître bizarre (certains refusent d'en entendre parler) mais, en fait, il n'y a rien là qui soit étrange. Quand on songe à l'électricité, au magnétisme, aux ondes radio, aux ultrasons, aux rayons X, aux radiations et aux micro-ondes, il s'agit là de formes d'énergie qui nous sont familières et qui sont invisibles.

La médecine conventionnelle nous offre un bel exemple de l'emploi de forces énergétiques dans le corps humain avec l'emploi de l'*électrocardiographe*. Cet appareil sert au diagnostic d'une maladie du coeur en mesurant les courants électriques parcourant la peau.

En fait, les physiciens diront que nous ne sommes rien de plus que l'aboutissement visible d'un large spectre d'énergie qui compte plusieurs formes invisibles. Longtemps avant que la physique moderne n'existe, des gens ont senti la présence d'une telle force et ont tenté de la nommer. En Inde, on parle de *prana*, en Chine de *qi* ou *chi* et au Japon de *ki*. En Occident, on y a longtemps référé sous son appellation latine de *vis medicatrix naturae* (c'est-à-dire la force guérisseuse de la nature) mais, à présent, on ne parle plus que de «force vitale». Quel que soit le nom qu'on lui donne, le concept reste le même et se résume à ceci: l'être humain n'est pas qu'une collection de substances chimiques; plutôt, il est traversé par une énergie fondamentale qui anime tout et qui correspond à ce que nous désignons la vie.

Les adeptes de thérapies énergétiques s'intéressent à cette force vitale et l'emploient afin de guérir. Leur tâche consiste à cerner l'endroit où cette force manque ou est affaiblie, et dans quelle proportion. En intervenant de diverses manières, ils cherchent à harnacher l'aptitude innée du corps humain à se guérir seul, à ramener à sa puissance normale le courant de la force vitale et, de ce fait, à optimiser le potentiel de santé.

L'acupuncture

L'acupuncture est originaire de Chine où elle est pratiquée depuis quatre millénaires; elle a depuis essaimé un peu partout en Extrême-Orient. On l'emploie en association avec les herbes médicinales afin de traiter la plupart des ennuis de santé et cette méthode connaît un taux de réussite relativement élevé. Il est intéressant de signaler qu'au moment où l'Occident intègre cette pratique à sa médecine conventionnelle, les Chinois semblent empressés d'adopter les méthodes occidentales.

Le traitement consiste à insérer de très fines aiguilles (si fines, en fait, qu'on ne sent pratiquement rien) en certains des centaines de points situés le long des 12 méridiens censés acheminer l'énergie à travers le corps afin de stimuler l'énergie subtile (*chi*) qui l'anime. (*Voir Figure 8*)

Les aiguilles servent à pratiquer une *sédation* (apaiser) à un point ou à le *tonifier* (le stimuler). Cela explique pourquoi les aiguilles s'agitent parfois en cours de traitement. Quelques acupuncteurs se servent des points situés sur les oreilles et l'on parle alors de *thérapie auriculaire*.

Il en existe également une version moderne, dite *électro-acupuncture*; des plombs sont ajoutés aux aiguilles, par lesquels on transmet une très faible décharge électrique dans le but de stimuler davantage les méridiens.

On trouve aussi une autre variante, traditionnelle cette fois, dite *moxibustion*. Pour ce faire, on se sert d'un *moxa*, une branche d'armoise, que l'on brûle afin de provoquer une certaine chaleur. Il est parfois attaché à l'aiguille, de sorte que la chaleur est transmise à l'aiguille, puis au point d'énergie, ou alors on en fait de petits cylindres que l'on met à brûler sur la peau bien protégée, au point choisi. Cette pratique repose sur le principe selon lequel le moxa en combustion attire et chauffe l'énergie, et la multiplie. Cela peut paraître étrange, mais cette méthode apporte de bons résultats, en particulier si on souffre de spasmes. La chaleur ainsi transmise aux bons endroits peut grandement soulager les maux de dos.

L'association entre l'acupuncture et les herbes médicinales forme ce que l'on appelle couramment la médecine traditionnelle chinoise. Longue est la liste des herbes médicinales employées par les médecins chinois, et ceux qui pratiquent cette médecine en Occident sont généralement d'origine chinoise. Les praticiens occidentaux semblent préférer l'acupuncture et la moxibustion.

Les acupuncteurs s'intéresseront d'abord à vos antécédents médicaux et vous feront subir un examen physique complet. Étant donné qu'ils ont souvent une formation médicale à l'occidentale, ils auront recours à des méthodes conventionnelles afin de cerner votre problème de santé. Cela ne les empêchera pas d'opter également pour d'autres méthodes à des années lumière de la médecine conventionnelle, telles que la lecture de votre langue et la palpation de vos divers pouls.

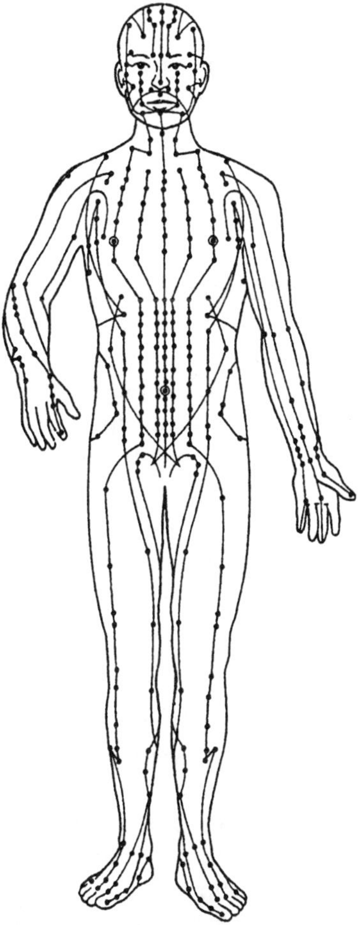

Figure 8. Méridiens et principaux points d'acupuncture

Des études menées dans le monde entier ont démontré l'efficacité de l'acupuncture afin de soulager la douleur à court et à long termes.

On ne s'entend pas encore sur les principes régissant l'acupuncture, mais il semble qu'elle soulage les douleurs dorsales en aidant l'organisme à produire davantage d'analgésiques naturels, les *endorphines*.

L'acupressure

L'acupressure est une technique très répandue qui fait appel à des pressions du bout des doigts (parfois des coudes, des genoux ou des talons) exercées sur les points d'acupuncture. Voilà pourquoi on dit souvent qu'il s'agit d'acupuncture sans aiguilles! Certains pensent que cette pratique peut être plus ancienne que sa parente ou qu'elle a été mise au point à l'intention de ceux qui craignaient les aiguilles.

Ses principes sont ceux de l'acupuncture, sauf que la majorité de ses variantes actuelles furent élaborées au Japon, non pas en Chine. La variante la plus connue est le *shiatsu* (qui signifie «pression des doigts» en japonais) mais on parle également de *do-in*, *jin shen* (ou *shin*) et de *shen tao*. Toutes font appel à la pression des doigts, mais exercée de différentes façons. Le *do-in*, par exemple, allie des exercices physiques et respiratoires aux pressions des doigts, tandis que le *jin shen* fait appel à des pressions prolongées pendant plusieurs minutes.

Le sujet, légèrement vêtu, se couche sur le sol ou sur une table basse. Ainsi qu'on le fait en acupuncture, le praticien cherche à modifier le niveau de *chi* (ou d'énergie subtile) dans le corps. On dit que les problèmes dorsaux se traitent bien à l'aide de l'acupressure mais, ainsi qu'il en est de la plupart des thérapies axées sur les manipulations, on la conseille avant tout à titre préventif afin de maintenir l'harmonie intérieure et, conséquemment, pour empêcher la formation d'ennuis subséquents.

L'acupressure et le shiatsu sont deux traitements très utiles que l'on peut en principe s'administrer soi-même, sauf en ce qui concerne les problèmes du dos. Ici, les services d'un professionnel sont nécessaires afin d'obtenir le résultat escompté. Si vous souffrez de douleurs atroces ou chroniques, il est préférable de consulter un médecin ou un spécialiste des problèmes dorsaux, notamment un ostéopathe ou un chiropracticien.

La guérison spirituelle

Il s'agit d'un terme générique désignant l'ensemble du processus de rétablissement ainsi que l'art de ceux qui y prennent part. Les médecins sont, ou devraient être, des guérisseurs. On parle également de guérison spirituelle, faute d'une meilleure appellation, pour désigner les thérapeutes qui affirment pouvoir guérir par suite de l'imposition des mains ou en procédant à distance à un transfert d'énergie par la seule force de l'esprit (on parle alors de «guérison à distance»).

Un guérisseur peut procéder de différentes façons, mais la plupart prétendent servir d'intermédiaire ou de médium entre l'énergie universelle servant à la guérison et un individu qui souhaite guérir, vers qui ils la canalisent. Certains, mais pas tous, croient que ce pouvoir leur a été conféré par Dieu. Ainsi, les guérisseurs spirites (par opposition à spirituels) croient que l'agent guérisseur est une entité ou un esprit. Quoi qu'il en soit, le principe demeure le même.

Croyez-le ou non, il existe davantage de preuves de réussite de cette thérapie pour un large éventail d'affections que pour toute autre thérapie «naturelle». Les preuves sont toutefois moins nombreuses concernant ses avantages pour traiter les maux de dos. Mais une étude mineure réalisée dans les années 1980 montra que les individus souffrant de douleurs lombaires qui recevaient hebdomadairement des touchers thérapeutiques et ce, pendant plus de deux mois consécutifs, souffraient moins que ceux qui ne recevaient aucun traitement. La plupart des guérisseurs voudront tenter leur chance; à noter que la guérison spirituelle peut faire passer les maux de tête et autres douleurs associées aux problèmes de dos.

La guérison spirituelle peut également entraîner des changements qui ne sont pas toujours d'ordre physique. Ainsi, vos douleurs dorsales ne disparaîtront pas nécessairement sous prétexte que quelqu'un y a imposé les mains. Par contre, vous pourriez fondre en larmes, sentir une montée d'énergie ou éprouver l'impression de faire peau neuve. Cela parce que votre corps, à ce stade de vos symptômes, ne figure peut-être pas en tête de liste des choses à soulager.

Les guérisseurs proviennent de milieux et de professions extrêmement différents; de nos jours, il n'est pas inhabituel de rencontrer des praticiens de la médecine conventionnelle, voire des médecins, qui admettent pratiquer la guérison spirituelle (sans trop ébruiter la chose pour ne pas s'attirer les sarcasmes de leurs collègues). En dénicher un n'est plus chose ardue. Il suffit de se mettre à en chercher un pour le trouver.

Soyez toutefois méfiant devant un individu qui ferait un grand battage publicitaire au sujet de ses pouvoirs de guérisseur et devant un autre qui mettrait son nez dans vos affaires et insisterait pour vous traiter, sous prétexte que vous en auriez grand besoin. Même si la chose était vraie, vous en retirerez plus de bénéfices si c'est vous qui choisissez le moment plutôt que lui, en dépit de ses bonnes intentions.

En plusieurs pays, il est illégal de prétendre guérir par les voies surnaturelles, notamment dans la plupart des pays d'Europe et dans quelques États américains (en certains autres, les guérisseurs sont tolérés mais ils ne doivent pas toucher leurs patients). En Amérique du Nord, en raison de problèmes d'ordre judiciaire, on parle plutôt de «touchers thérapeutiques», qui trouvent un grand nombre d'adeptes parmi les infirmières et les autres professionnels de la santé.

Par contraste, la situation en Grande-Bretagne s'inscrit à l'opposé. Tout un chacun peut s'improviser guérisseur s'il le souhaite et la guérison spirituelle trouve là plus d'adeptes que l'ensemble des autres thérapies naturelles réunies, regroupant environ 30 000 guérisseurs pratiquant à temps plein ou partiel. De plus, les médecins montrent de plus en plus de volonté d'inclure les guérisseurs dans leur pratique.

En général, la guérison spirituelle est ce qui se fait de plus naturel et de moins invasif. On ne détient aucune preuve attestant qu'il soit possible de faire du mal à quiconque en la pratiquant (sauf au portefeuille, bien que plusieurs guérisseurs n'exigent aucune rémunération). Résumons donc en disant que, si la chose vous attire, faites-en l'essai. Consultez un guérisseur ayant bonne réputation, de préférence versé dans le traitement des maux de dos, et voyez les résultats. Sait-on jamais? Il pourrait vous soulager.

L'homéopathie

L'homéopathie est une forme de médecine qui a vu le jour il y a plus de deux siècles grâce aux travaux du médecin allemand Samuel Hahnemann (bien que les Grecs de l'Antiquité aient eu des idées similaires). Les scientifiques ne s'entendent toujours pas sur ses préceptes, mais peu de doutes subsistent quant à son efficacité, si on en juge à partir des patients soulagés et des études cliniques menées depuis déjà longtemps.

Choisir entre un homéopathe qui soit médecin ou un qui ne l'est pas

Si vous souhaitez consulter un homéopathe, votre omnipraticien vous en recommandera un qui est docteur en médecine plutôt qu'un qui n'a pas de formation médicale conventionnelle. Cela s'explique surtout du fait que les médecins sont sceptiques quant aux compétences des thérapeutes qui n'ont pas fait d'études de médecine et mettent leurs patients en garde contre eux. Essentiellement, le choix vous revient; voici quelques critères de sélection sur lesquels fonder votre décision:

- Un médecin peut être accrédité auprès des services de santé publique, de sorte que dans les pays où un régime d'assurance-maladie public est en vigueur, vous obtiendrez un traitement gratuit.

- Un médecin profite d'un accès direct aux analyses et à tous les services couverts par le régime public d'assurance-maladie.
- Un homéopathe professionnel est réputé spécialiste et en connaît souvent davantage sur la gamme de remèdes disponibles (appelée *la matière médicale*) et les symptômes qu'ils servent à traiter (appelés *le répertoire*) que la plupart des médecins qui n'étudient l'homéopathie qu'à titre informatif et pendant beaucoup moins de temps.
- Les remèdes homéopathiques sont les seuls employés par un homéopathe professionnel (les médicaments sont exclus); une large part du traitement est déterminée par rapport à ses compétences en matière de diagnostic et d'observations.

Quoi qu'il en soit, si vous êtes rassuré à l'idée que votre thérapeute est un docteur en médecine, tenez-vous-en à lui. L'homéopathie n'est pas particulièrement recommandée pour traiter les douleurs du dos; vous pourriez consulter un homéopathe qui vous a été recommandé pour son flair et son imagination. Renseignez-vous auprès d'un regroupement d'homéopathes professionnels pour être mieux éclairé.

L'homéopathie repose sur un principe que Hahnemann a énoncé, après avoir expérimenté sur sa personne, selon lequel on combat le feu par le feu. Le terme lui-même signifie «même maladie» et les homéopathes croient que le remède à une maladie consiste à administrer au patient une dilution dont les effets reproduisent les symptômes de la maladie à combattre. Ainsi, une personne souffrant de rhumatisme musculaire pourrait recevoir une dose infime d'*arnica de montagne* qui cause des meurtrissures, sous prétexte que cela amorcera la guérison naturelle chez le patient.

Aux yeux d'un homéopathe, les symptômes sont de bons indicateurs quant à la manière dont l'organisme peut favoriser la guérison. S'ils progressent dans la bonne direction, il laissera la nature suivre son cours. Si votre organisme semble incapable de remédier à la cause de vos maux de dos, un homéopathe tentera d'assortir *votre symptôme* à un *remède approprié.*

Il cherchera à découvrir quelle substance naturelle produirait les mêmes symptômes que ceux qui vous ennuient si on l'inoculait chez une personne sans symptôme en des doses suffisamment élevées. Il s'agit de la loi des similitudes qui est le fondement du principe homéopathique. On vous administrera un remède qui vous amènera doucement dans la même direction que votre organisme.

L'inconvénient de cette méthode tient à ce qu'elle n'a de valeur que celle de l'homéopathe traitant. En effet, les remèdes sont si nombreux pour une même affection et le rôle de l'homéopathe consiste à trouver celui qui convient dans *votre* cas. Il faut des années de formation et de pratique avant de maîtriser cet art; il ne s'agit pas d'une fantaisie qui viendrait coiffer un doctorat en médecine après coup. Toutefois, nombre de médecins ont reçu une formation en homéopathie à laquelle ils font confiance parce qu'elle est sûre, douce et efficace.

La magnétothérapie

La magnétothérapie consiste à utiliser des aimants afin de favoriser et de renforcer le processus de guérison. Cette forme de thérapie suit de près les principes de l'acupuncture. On pose de petits aimants à des endroits précis du corps ou alors on dirige un courant magnétique à l'intérieur du corps, ce qui est censé favoriser la relaxation musculaire, dynamiser l'irrigation sanguine, atténuer l'inflammation et susciter la régénération. Les thérapeutes ont recours à l'une de ces méthodes afin de transmettre le champ magnétique:

- la méthode dite du champ statique ou fixe (à l'aide d'aimants cousus à l'intérieur d'une courroie ou d'une ceinture ou insérés dans un plâtre, que l'on applique ensuite sur la région affectée);
- la méthode dite pulsée ou alternante (on émet un champ magnétique à l'aide d'un appareil électrique, que l'on allume et éteint en alternance, de manière à émettre à intervalles réguliers).

Les praticiens ne s'entendent pas quant à la meilleure méthode, mais les preuves sont concluantes pour démontrer que toutes deux sont d'une grande efficacité quand il s'agit de soulager les problèmes du dos, notamment en présence de spasmes musculaires. Nous possédons la preuve que la thérapie par les aimants favorise d'autres traitements, en particulier l'acupuncture et la manipulation, et prolonge leur action.

La magnétothérapie contribue à soulager notamment la sciatique, le lumbago, les douleurs articulaires, la douleur au cou et aux épaules, le torticolis, le coup de fouet cervical et la douleur rhumatismale.

Elle est également bénéfique sur les graves meurtrissures, la tendinite et la fibrosite, et on dit qu'elle accélère la réparation des os fracturés.

La réflexologie

On décrit simplement la réflexologie comme un massage des pieds, mais cela n'explique pas vraiment de quoi il s'agit. La réflexologie est la version contemporaine d'une pratique qui avait cours il y a très longtemps et qui était possiblement liée à l'acupuncture et l'acupressure.

Pareillement à ces deux dernières, la réflexologie est fondée sur le précepte voulant que des courants d'énergie circulent à l'intérieur du corps humain, lesquels lient les organes vitaux à certains points de réflexe précis. Selon les réflexologues, la plante de chaque pied peut être départagée en zones correspondant aux différents organes (*voir Figure 9*), lesquels peuvent être stimulés lorsqu'une pression est exercée sur chacun des points de réflexe.

On exerce une pression à l'aide du pouce et des doigts. Si aucune douleur ne naît de cette pression, c'est qu'aucun problème n'est à signaler; toutefois, un léger inconfort ou une douleur est censé révéler un problème à la région du corps correspondant au point touché. On applique alors une pression sur le point endolori. Cela fait parfois mal mais, en stimulant ce point pendant quelques moments, la douleur finit par disparaître et l'organe concerné peut devenir le théâtre d'une réaction.

Ainsi, on peut soulager un mal de tête en exerçant une pression à la base du gros orteil (qui correspond à la nuque) et les douleurs du dos en exerçant des pressions le long de la voûte plantaire (similaire à la

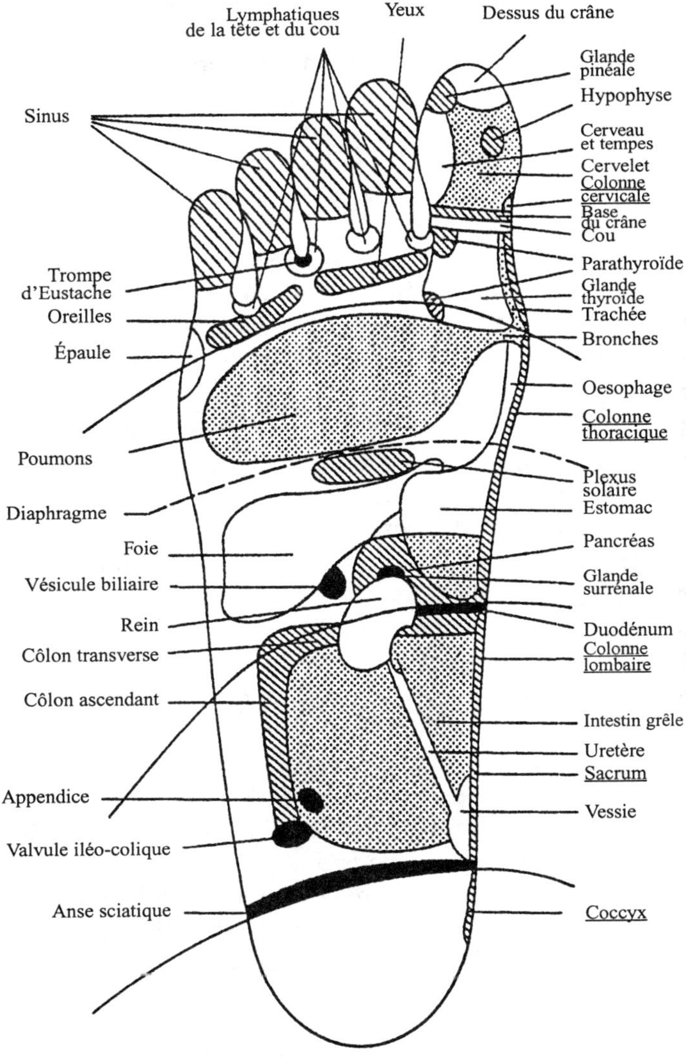

Figure 9. Points de réflexologie sous le pied droit

courbe de la colonne). Même si elles n'associent pas un lien direct entre les points de réflexologie et les régions du corps, la plupart des personnes traitées affirment être détendues au sortir d'une séance de réflexologie. Leur circulation sanguine est activée, ce qui est favorable à la plupart des fonctions organiques, que les organes à proprement parler soient stimulés ou pas.

Il existe une version technologique de cette thérapie, lancée au Danemark en provenance d'Afrique du Sud, appelée *Vacuflex*. Ses défenseurs prétendent qu'elle agit mieux et plus rapidement en raison des chaussons de feutrine et des ventouses employés. Une pompe évacue l'air des chaussons, et le vide qui se crée ainsi exerce des pressions sur l'ensemble du pied. On emploie ensuite les ventouses afin de stimuler divers points de réflexologie des pieds, des jambes, des bras et des mains.

Bien qu'elle en soit à ses balbutiements, la méthode Vacuflex semble prometteuse en regard du soulagement des douleurs dorsales, si l'on en juge d'après les études préliminaires réalisées à ce jour. On pense que l'accessibilité du méridien de la vessie a beaucoup à voir avec ce soulagement, car celui-ci régirait les rubans de muscles et de tissus qui longent la colonne vertébrale, souvent responsables de la douleur chronique dans le dos.

On conseille cette thérapie à ceux pour qui les autres types de manipulation n'apportent pas de résultats durables ou qui ne réagissent pas aux autres traitements.

En résumé

Les thérapies énergétiques ont sans aucun doute leur place dans le traitement des douleurs du dos, mais il revient à chacun de juger du moment auquel il doit s'y soumettre, en fonction de l'amélioration de son état et de son degré de patience.

Les thérapies qui s'attaquent aux symptômes physiques immédiats ont la préférence de tous et l'on peut affirmer que les thérapies émotionnelles peuvent contribuer à détendre les tissus crispés et à modérer la pression mentale ou émotive à l'origine des tensions musculaires. Toutefois, si aucune d'elles ne vous soulage, les thérapies énergétiques s'offrent à vous.

Discutez de votre situation avec votre thérapeute actuel et voyez si une pause ne serait pas indiquée. Il pourrait alors vous orienter chez quelqu'un en mesure de rééquilibrer vos champs d'énergie (voir Chapitre 10, «Apprendre à choisir un thérapeute»). Certains thérapeutes vous sembleront peut-être bizarres, mais les preuves sont concluantes et leur sont favorables. Si vous êtes affligé d'un ennui de santé chronique qui peut gêner le rétablissement de votre dos, ou si vous ne constatez aucune amélioration, faites preuve d'ouverture d'esprit et tentez l'expérience.

CHAPITRE 10

Apprendre à choisir un thérapeute

Comment reconnaître un thérapeute fiable

De nos jours, peu de gens associent encore les herboristes aux sorcières et il n'est, bien entendu, plus question de les brûler ou de les pendre. Pourtant, en notre époque soi-disant éclairée, plusieurs praticiens des médecines douces sont encore l'objet d'une forme de persécution par des gens dont les motivations restent obscures. Maintenant, il est plus aisé de fixer son choix sur un thérapeute qualifié.

La principale difficulté devant ce choix réside toutefois, non pas dans la diversité des techniques et méthodes proposées, mais dans l'absence d'organisation professionnelle dans la plupart des pays. Leur popularité grandissante est au coeur du problème qui sème par le fait même la confusion dans l'esprit des gens qui cherchent où s'orienter. Qui plus est, la question de la fiabilité des praticiens et de la confiance que l'on peut mettre en eux est laissée en suspens.

Dans la plupart des pays occidentaux, les praticiens des médecines naturelles cherchent à se regrouper et à établir des organismes de régulation afin de surmonter ce problème et de chasser le moindre doute de l'esprit de la population. Certains, notamment les chiropracticiens et les ostéopathes, y sont largement parvenus, mais plusieurs autres ont encore beaucoup de boulot à accomplir en ce sens et certains n'y arriveront peut-être jamais. En pareille situation, que doit faire celui qui cherche un praticien?

Entreprendre sa recherche

Les thérapies naturelles existent depuis aussi longtemps que l'être humain. Le meilleur moyen de connaître l'adresse de la hutte du guérisseur le plus habile a toujours été le bouche à oreille et il le demeure.

Adressez-vous à quelqu'un en qui vous avez confiance et que vous respectez, en particulier s'il a souffert de maux de dos et a trouvé le soulagement grâce à un thérapeute naturel. (Il faudra également chercher à savoir ce qu'il vous faut éviter.)

D'autres possibilités s'offrent à vous. En voici quelques-unes.

Votre médecin

S'il vous faut consulter d'urgence un spécialiste, voyez d'abord votre médecin généraliste. L'attitude des médecins conventionnels varie d'un individu à l'autre; aussi, soyez prêt à recevoir un sévère avertissement autant qu'une forte recommandation.

Les établissements de santé naturelle

On se fera un plaisir de vous recommander un thérapeute qualifié. La première impression que vous en aurez sera une bonne conseillère pour juger de la qualité des services proposés. Par exemple, le personnel vous semble-t-il amical et bien renseigné? L'établissement est-il bien tenu et confortable?

L'ambiance vous a-t-elle plu au premier instant? Vous devriez répondre par l'affirmative à ces questions. Chacun de ces éléments importe. Vous offrez votre confiance et votre clientèle, on devrait en retour vous traiter avec tout le respect qui vous est dû.

La direction de l'établissement en question distribue peut-être des dépliants informatifs concernant les différentes thérapies offertes et les praticiens qu'elle embauche. En principe, la réceptionniste et le propriétaire d'un établissement bien tenu devraient connaître chacune des thérapies qui y sont dispensées.

Votre incertitude peut subsister après une première visite. L'avis d'une réceptionniste ou d'un propriétaire de clinique peut ne pas vous satisfaire. Il n'y a là rien de déraisonnable. Cherchez alors à faire la connaissance de la personne qui pourrait vous traiter. Une franche poignée de mains et un premier regard direct feront un bon commencement. Une telle chose devrait être possible, même dans un établissement très achalandé.

Ce n'est cependant pas le moment de raconter votre vie, bien qu'en certains établissements la chose puisse se faire lors d'une première consultation de 15 minutes, gracieuseté de la maison, dans le but de s'assurer que vous êtes bien au bon endroit.

Un praticien de votre localité

Vous pourriez vous renseigner auprès d'un praticien de la médecine douce qui, sans être celui qu'il vous faut, saura vous mettre sur une piste. Les partisans de la médecine douce connaissent généralement ceux de leurs collègues qui oeuvrent dans leur localité et, surtout, ils savent qui est compétent et qui l'est moins.

Les boutiques d'aliments naturels et librairies

Les employés de ces types de commerce connaissent en général ce qu'il convient de savoir à propos des praticiens de la région. Jetez un coup d'oeil au babillard à l'entrée de la boutique et voyez qui fait quoi. Sachez toutefois que les praticiens chevronnés n'ont pas besoin de cette sorte de publicité; aussi, vaut-il mieux vous enquérir de vive voix auprès d'un employé ou du patron.

Autres sources de renseignements

Votre pharmacien peut être l'intermédiaire idéal entre la médecine conventionnelle et les médecines douces. La bibliothèque publique et le bureau de renseignements peuvent vous venir en aide, notamment si vous êtes à la recherche d'un groupe d'entraide. Cette démarche peut s'avérer utile, car de tels groupes sont formés de profanes qui ont tenté différentes thérapies et mis à l'épreuve les compétences des thérapeutes. N'oubliez cependant pas que ces gens sont aux prises avec des douleurs difficiles à contenir; aussi, préparez-vous à entendre des commentaires négatifs.

Si vous possédez un ordinateur et une connexion Internet, vous aurez facilement accès au répertoire en question. Rendez-vous à la clinique de médecines douces de votre région, où sont regroupés en général plusieurs praticiens aux spécialisations diverses.

Si vous éprouvez une déception

En ce cas, il faudra chercher autrement que par la voie des recommandations personnelles, ce que vous êtes libre d'accomplir sans inconvénient. Suivez les recommandations qui suivent et vous saurez à quoi vous en tenir à propos d'un thérapeute au moment de votre consultation.

Dix trucs afin de trouver un thérapeute

- le bouche à oreille (le meilleur moyen)
- la clinique médicale de votre localité
- la clinique de médecines douces de votre région
- les boutiques d'aliments naturels de votre localité
- les centres de santé et les instituts de beauté nature
- les groupes de soutien aux malades
- les organismes professionnels (voir plus loin)
- les réseaux informatiques
- les bibliothèques et les kiosques d'information
- les Pages Jaunes, journaux et magazines spécialisés

Les organismes qui en chapeautent plusieurs

À défaut d'obtenir une recommandation personnelle ou de trouver une clinique réputée dans votre patelin, vous pourriez communiquer avec un organisme médical qui en chapeaute plusieurs afin d'en connaître davantage sur les qualifications d'un thérapeute. Un tel organisme vous fournira la liste des organismes inscrits et des praticiens diplômés.

Il est préférable de téléphoner plutôt que d'écrire; cela vous donnera une meilleure idée de l'efficacité et de la pertinence de l'organisme en question. Vous apprendrez peut-être alors que plusieurs associations professionnelles encadrent la thérapie qui vous intéresse. Vous devrez peut-être débourser afin d'obtenir l'annuaire de chacune de ces associations, mais, si vous pouvez vous le permettre, procurez-vous-les tous avant d'arrêter votre choix.

Les journaux, magazines et annuaires téléphoniques

De nombreux thérapeutes annoncent leurs services dans les annuaires téléphoniques de leur localité. Si vous choisissez un thérapeute de cette façon, vous devriez d'abord prendre des renseignements à son sujet et discutez avec lui avant de vous en remettre à ses soins.

Se renseigner auprès des organismes professionnels

Son adhésion à un organisme professionnel ne cautionne pas nécessairement les qualités d'un thérapeute. Certains organismes se montrent moins soucieux du professionnalisme de leurs adhérents que d'empocher leurs cotisations. Voici ce qui vous aidera à passer au crible les différents candidats.

Raisons d'être des organismes professionnels

Un organisme disciplinaire existe pour les raisons suivantes:

- tenir à jour la liste de ses adhérents, de sorte qu'il soit facile de s'assurer qu'un tel est membre en bonne et due forme;
- protéger la population en s'assurant que ses adhérents ont reçu la formation adéquate, qu'ils détiennent un permis de pratiquer et qu'ils sont assurés contre les accidents, la négligence profes-

sionnelle et les dommages-intérêts pour fautes médicales ou techniques;
- pour servir d'intermédiaire advenant que vous soyez déçu du traitement reçu et qu'il vous soit impossible de résoudre le problème avec le thérapeute en cause;
- protéger ses adhérents en leur fournissant de judicieux conseils sur les plans de l'éthique professionnelle et juridique;
- représenter ses adhérents devant le législateur lorsque des lois les concernant sont légiférées;
- améliorer les connaissances de ses adhérents, avant comme après leur diplomation;
- porter à la connaissance des cercles médicaux conventionnels les avantages de chacune des thérapies concernées;
- mousser auprès de la population les avantages de chacune des thérapies concernées.

Que demander aux organismes professionnels

Certains organismes respectent les directives précédentes à la lettre, tandis que d'autres en font fi. Une association professionnelle digne de ce nom devrait publier ses préceptes dans le bottin de ses membres. Voici le genre de questions que vous auriez intérêt à poser:

- À quand remonte la fondation de l'organisation? (De telles associations sont fondées chaque jour; vous devriez savoir si elle existe depuis un demi-siècle ou si elle date d'hier. Renseignez-vous sur la raison de sa fondation; elle pourrait être novatrice.)
- Combien d'adhérents regroupe-t-elle? (Le nombre d'adhérents vous fournira un aperçu de

ses objectifs et de l'acceptation du grand public. Les grandes associations sont en général mieux connues de la population et jouissent d'une meilleure réputation. Une association moins importante peut simplement traduire le degré de spécialisation de ses membres ou la nouveauté de leur discipline, ce qui en soi n'est pas une mauvaise chose.)

- À quand remonte la discipline pratiquée par ses adhérents? (Certaines sont aussi vieilles que le monde, alors que d'autres ont vu le jour avant-hier et manquent de praticiens chevronnés. Si vous craignez d'être un cobaye, laissez ce soin à d'autres.)
- S'agit-il d'un organisme charitable ou éducatif, doté d'un acte de constitution, d'un comité dont les membres sont élus et dont la comptabilité est vérifiable, ou s'agit-il d'une entreprise privée? (Les entreprises privées veillent en général à leurs propres intérêts.)
- Appartient-elle à un plus large réseau d'organismes professionnels? (Dans l'affirmative, cela signifie qu'elle souhaite fonctionner de pair avec d'autres associations, et non poursuivre seule ses objectifs. Les organismes qui font cavaliers seuls sont, en général, plus douteux que ceux qui adhèrent à un plus vaste ensemble.)
- L'association s'est-elle dotée d'un code de déontologie, d'un mécanisme pour traiter les plaintes et de procédures disciplinaires? Dans l'affirmative, quels sont-ils?
- Sur quels critères ses adhérents sont-ils admis? L'association est-elle affiliée à une école ou un collège quelconque? (Méfiez-vous d'une associa-

tion dont les directeurs sont également à la tête d'une école ou d'un collège; ils seraient à la fois juge et partie en cas de litige.)

- Les adhérents sont-ils protégés par une assurance collective contre les accidents et les fautes professionnelles? Leur contrat d'assurance devrait les protéger contre les éventualités suivantes:
  - les dommages-intérêts par suite d'un accident survenu alors que vous vous trouvez sur le lieu de travail du praticien, couvrant votre personne et vos biens;
  - la négligence professionnelle (c'est-à-dire le manquement à leurs obligations envers vous ou la livraison de services en-deçà des critères de compétence clinique exigés en fonction de leurs qualifications, l'un ou l'autre se traduisant par l'aggravation de votre état);
  - les dommages-intérêts pour fautes médicales ou techniques, par suite d'une dérogation au code de déontologie professionnelle; à cela peut parfois s'ajouter la malhonnêteté, la violation du secret professionnel (tout renseignement concernant votre état ne doit jamais être transmis à un tiers sans votre approbation préalable) et l'inconduite sexuelle.

Se renseigner sur la formation et la qualification professionnelle

Par la suite, il faut vous renseigner sur la formation reçue et la qualification professionnelle d'un thérapeute. Voici quelques-unes des questions à poser:

- Quelle est la durée de la formation?
- Est-elle offerte à plein temps ou à temps partiel?

- S'il s'agit d'une formation à temps partiel dont la durée excède celle d'une formation dispensée à plein temps, le temps consacré aux conférences et à la clinique est-il le même que celui qu'offrirait une formation à plein temps?
- Inclut-elle des visites aux patients sous supervision professionnelle?
- Que signifie l'abréviation suivant le nom du thérapeute? (Certains se joignent à toutes les associations existantes, alors que d'autres ont étudié deux ou trois disciplines comme il se doit.)
- La qualification est-elle reconnue? Dans l'affirmative, par qui l'est-elle? (Cette question devient plus pertinente à mesure que plusieurs associations se regroupent et forment des organismes reconnus par l'État en plusieurs pays. Mais il importe surtout de savoir si les qualifications sont reconnues par une autorité indépendante.)

Faire son choix

Il convient de faire son choix en usant de sens commun, de son intuition et en donnant la chance au coureur. N'oubliez cependant pas que le volet le plus important du traitement tient à votre résolution de prendre du mieux. Pour cela, il faut avant tout que vous soyez à l'aise en présence du thérapeute.

Sous l'angle pragmatique, on peut avoir du mal à se rendre au cabinet du thérapeute traitant lorsqu'on souffre d'un mal de dos. On croit souvent que les meilleurs thérapeutes pratiquent dans les grandes villes et l'on parcourt souvent de longues distances pour aller consulter. Mais quand la douleur fait rage, on n'a pas envie de faire un long trajet et, surtout, de risquer d'annuler les effets du traitement sur le chemin du retour. Aussi, n'hésitez pas à consulter un thérapeute qui pratique dans votre région.

(Si votre problème nécessite les soins d'un thérapeute plus qualifié, le premier consulté saura vous orienter comme il se doit. Il transmettra votre dossier à son collègue et, advenant une difficulté, deux têtes valent mieux qu'une!)

Le point de vue de l'Association médicale britannique

Dans son deuxième rapport sur la pratique des médecines douces en Grande-Bretagne, paru en juin 1993, l'Association médicale britannique recommandait à quiconque sollicitait l'intervention d'un thérapeute non conventionnel de lui poser les questions suivantes:

- Le thérapeute est-il dûment adhérent d'une organisation professionnelle?
- Les enregistrements sont-ils accessibles au public? S'est-elle dotée d'un code de déontologie? S'est-elle dotée de mesures disciplinaires et de sanctions prévues contre ceux de ses adhérents qui failliraient? S'est-elle dotée d'un Service des plaintes?
- Quelles sont les qualifications du professionnel?
- Quel type de formation a mené à l'obtention de telles qualifications?
- Depuis combien de temps le thérapeute pratique-t-il?
- Le thérapeute est-il protégé par une assurance collective?

L'Association médicale britannique verrait d'un bon oeil la réglementation des médecines douces par les différents corps professionnels impliqués, mais elle considère que toutes les spécialisations ne nécessitent pas un organisme d'autodiscipline. Pour la plupart, l'adoption d'un code de déontologie professionnelle, des structures de formation et l'enregistrement sur une base volontaire suffiraient.

Complementary Medicine: New Approaches to Good Practice (Oxford University Press, 1993)

En quoi consiste une visite chez un praticien des médecines douces?

Étant donné que la plupart des thérapeutes entretiennent une pratique privée, il n'existe aucune perspective commune. Ils peuvent souscrire plus ou moins aux principes énumérés au Chapitre 6, mais vous rencontrerez des individus aussi différents que le jour et la nuit, appartenant à toutes classes sociales et de toutes les tendances. Leur image variera d'un praticien à l'autre, quoique plusieurs arborent maintenant un sarrau blanc pour ressembler davantage à des médecins.

Leurs cabinets de consultation seront également très différents, traduisant en cela leurs attitudes vis-à-vis leur travail et le monde en général. Certains vous recevront dans un bureau prestigieux, leurs noms gravés sur une plaque de laiton, tandis que d'autres vous recevront à la maison, dans un living-room encombré de plantes en pots et de vieux journaux. L'image projetée peut fournir quelques indications quant au train de vie du candidat, mais en dit peu concernant ses aptitudes. Un thérapeute qualifié pourra autant recevoir sa clientèle à son domicile que dans une clinique médicale.

Il existe toutefois des caractéristiques communes à tous les thérapeutes qui pratiquent les médecines douces. Les voici:

- Ils vous accorderont beaucoup plus de temps que les omnipraticiens. Une première consultation durera rarement moins d'une heure, souvent davantage. Ils vous poseront des tas de questions vous concernant afin de bien saisir comment vous fonctionnez et ce qui peut s'avérer à la base de votre problème.
- Ils vous factureront la consultation ainsi que les remèdes qu'ils vous prescriront, qui peuvent provenir de leur dispensaire. Plusieurs réduisent leurs honoraires, parfois y renoncent, lorsque quelqu'un n'a vraiment pas les moyens de les défrayer.

Quelques précautions d'usage

- Montrez-vous sceptique devant quelqu'un qui vous garantirait la guérison. Personne, pas même un médecin, n'est en mesure de le faire.
- Mettez en doute la pertinence d'une série de traitements pour soulager les douleurs du dos. Personne n'est en mesure, à la première visite, de prédire le temps qu'il faudra pour vous remettre. On pourra s'intéresser à vos antécédents médicaux, vous examiner et procéder à un léger traitement afin d'éprouver votre sensibilité au dit traitement. Dans un cabinet très fréquenté, on pourrait toutefois vous conseiller de fixer deux ou

trois rendez-vous à l'avance. Ainsi, vous profiterez de traitements à intervalles réguliers et cela vaudra mieux. Vous devriez pouvoir annuler un rendez-vous sans être pénalisé advenant qu'une prochaine séance s'avère inutile.

- Même si la plupart exercent leur profession moyennant des honoraires, aucun thérapeute intègre ne facturera un traitement à l'avance, à moins qu'il ne s'agisse de tests ou de remèdes particuliers, mais cette pratique est inhabituelle. Si l'on vous demande un acompte, exigez-en la raison et, si elle ne vous satisfait pas, refusez de verser l'argent.
- Soyez sur vos gardes si on ne vous demande pas si vous prenez des médicaments; le cas échéant, soyez précis (la couleur des pilules en dit peu à un thérapeute!). Si un thérapeute vous conseille d'interrompre une médication prescrite par votre omnipraticien, consultez d'abord ce dernier avant d'agir. Les thérapeutes qui n'appartiennent pas au corps médical ont tendance à déconseiller les produits pharmaceutiques et vous pourriez encourir un danger en interrompant abruptement une médication. Consultez votre médecin avant d'agir. (En ce qui concerne les douleurs du dos, des analgésiques sont souvent prescrits à court terme et seulement au besoin.) Un thérapeute responsable se fera un plaisir de communiquer avec votre médecin afin de discuter de votre médication; inversement, un médecin responsable se fera un plaisir d'en discuter avec le thérapeute.
- Remarquez la sorte de toucher que vous administre un thérapeute en vue de soulager votre dos. Son toucher doit être ferme et professionnel, tout

en étant doux et sensible. Il peut s'avérer délicat à l'occasion, mais jamais complaisant. En aucun temps, il ne doit être insistant et suggestif. Le thérapeute doit toujours expliquer avant de passer à l'acte pourquoi il doit toucher les seins ou les organes génitaux et vous en demander d'abord la permission. Il ferait mal son travail s'il ne vous auscultait l'aine en vue d'y déceler une hernie ou s'il ne vérifiait pas à l'occasion l'alignement de vos os pubiens. Si une douleur dorsale irradie dans votre poitrine, il devra vérifier les mouvements de la cage thoracique, auquel cas vos seins le gêneront.

- S'il s'agit d'un thérapeute de l'autre sexe, vous pourriez vous faire accompagner d'un(e) ami(e). Méfiez-vous si cela n'est pas permis! Aucun thérapeute doté de professionnalisme ne refusera une telle demande et, le cas échéant, ne le consultez plus.

Que faire si vous ne prenez pas de mieux?

Si, au bout de quelques séances, vous ne vous sentez pas mieux, dites-le au thérapeute. Idéalement, un thérapeute vigilant devrait avoir remarqué votre déception et aborder lui-même le sujet. Songez toutefois aux raisons pour lesquelles le soulagement se fait attendre, par exemple votre impatience! Il faut plus de temps pour soulager un dos endolori à partir d'une méthode douce qu'avec de puissants analgésiques. Peut-être la patience est-elle de mise? Si vous souffrez depuis longtemps, vous redoublez peut-être d'impatience et cela se comprend. Toutefois, le thérapeute vous connaît depuis peu; il doit en apprendre davantage sur vous, sur votre problème et sur vos habitudes. Cela dit, après trois ou quatre séances, vous devriez avoir fait un progrès qui se remarque en termes de douleur, de mobilité ou de bien-être; dans le cas contraire, vous devriez avoir une franche discussion avec le thérapeute et chercher à savoir pourquoi il faut tant de temps. Vous pourriez vous retrouver devant l'un des problèmes suivants:

- *Un sabotage.* Vous faites peut-être quelque chose qui aggrave votre mal, p. ex. dormir sur le ventre alors que vous avez mal au cou.
- *Une résistance à la coopération.* Vous n'avez peut-être pas envie de renoncer à l'un de vos sports préférés, que vous avez passé sous silence, p. ex. le saut à l'élastique!
- *Une mauvaise fréquence de traitements.* Votre dos n'a peut-être pas le temps de se remettre entre les séances de traitements et cela peut aggraver la situation. Par contre, les traitements ne sont peut-être pas assez nombreux, en particulier s'il s'agit d'un problème de raideur qui remonte à longtemps. Si vous ne pouvez vous permettre financièrement de rapprocher vos séances, proposez au thérapeute d'en faire de plus courtes mais de plus fréquentes, à moindre prix si possible.
- *Un diagnostic erroné.* Il est facile de commettre une erreur lorsqu'un problème peut avoir des causes aussi nombreuses qu'un mal de dos. En ce cas, le thérapeute pourra suggérer de chercher l'avis d'un second spécialiste.
- *Le mauvais praticien, la bonne thérapie.* Si la thérapie vous convient mais que vous avez du mal à vous confier à tel praticien, allez en consulter un autre!

- *La mauvaise thérapie.* Peut-être la thérapie retenue ne vous convient-elle pas? Vous êtes peut-être trop mobile, trop sensible, très déprimé ou pauvre en énergie vitale. Ne renoncez cependant pas! Continuez votre recherche; parfois la solution vient de l'extérieur, parfois de l'intérieur!
- *Une autre thérapie est nécessaire pour appuyer le traitement.* Cette solution fait suite au problème précédent. Demandez l'avis de votre praticien traitant.

Que faire si les choses tournent mal?

Un thérapeute jouit de votre confiance et est tenu de vous traiter sans vous causer le moindre préjudice. Il n'y a pas d'offense lorsqu'un thérapeute s'avère incapable de vous guérir, mais il y en a une s'il n'use pas de précaution et s'il vous manque de respect. Si une telle chose se produisait et si vous aviez le sentiment que cela résulte d'une inconduite professionnelle, vous pourriez envisager les mesures suivantes:

- Attaquez-vous au coeur du problème et faites-en part au praticien concerné, soit verbalement, soit par écrit.
- S'il est attaché à une clinique, un établissement de santé ou un centre sportif, faites-en part à la direction. Son devoir est de veiller aux intérêts de la population et elle doit enquêter de manière discrète et équitable par suite d'une plainte.
- Communiquez avec son association professionnelle, le cas échéant. Elle devrait être dotée d'un comité d'enquête indépendant, chargé de vérifier la véracité des plaintes et de discipliner ses membres.

- S'il s'agit d'une offense criminelle, signalez-le à la police (mais préparez-vous à devoir prouver vos allégations).
- Si vous estimez que l'on vous doit réparation, vous devriez consulter un avocat.

La pire chose qui puisse atteindre un praticien incompétent ou qui a manqué à l'éthique, hormis un procès, c'est la mauvaise publicité. Les praticiens qui ont mauvaise réputation sont vite rayés de la carte. Pour cette raison, ils doivent afficher une conduite professionnelle irréprochable et ils ne sont pas sans le savoir. Racontez donc votre expérience à qui veut l'entendre et cet individu disparaîtra aussi vite qu'il est arrivé. Avant d'en venir là, cherchez par d'autres moyens à résoudre le litige. La vengeance n'est pas une solution de tout repos.

Mise en garde. Ne faites pas allégations mensongères qui seraient elles-mêmes criminelles et pour lesquelles vous seriez passible d'une sanction prévue par la loi.

En résumé

Cet ouvrage se voulait une brève introduction à un vaste sujet: les douleurs du dos et les moyens les plus sûrs, les plus doux et les plus efficaces de les soulager. Presque toutes les thérapies ont quelque chose à offrir aux personnes souffrant de douleurs au dos. Tant de gens en sont atteints et leurs proches ne sont pas exemptés de souffrir avec eux.

Ceux qui deviennent thérapeutes cèdent rarement à l'appât du gain. Il faut compter de nombreuses années de formation, après quoi il faut mettre longtemps avant d'établir une clientèle et fonder un cabinet florissant. Plusieurs thérapeutes ont entrepris leur démarche comme vous-même parce qu'ils étaient à la recherche d'une solution à leur problème, pour lequel la médecine conventionnelle s'était avérée impuissante. Les résultats obtenus étaient au-delà de leurs espoirs les plus fous.

C'est ce genre d'expérience qui donne aux praticiens des médecines douces le courage de leurs convictions, notamment devant le ridicule dont les ont couverts leurs détracteurs. Toutefois, les temps changent et vous participez à ce changement.

Aussi, ayez courage! Prenez l'entière responsabilité de la santé de votre dos et voyez en quoi vous pouvez vous aider. Dorénavant, si vos efforts sont vains, consultez un adepte des médecines douces. Elles ne vous tourneront jamais le dos!

Adresses utiles

La liste d'organisations qui suit n'est que pour fins informatives et n'implique aucun endossement de notre part, ni ne signifie que ces organisations assument les points de vue exprimés dans cet ouvrage.

CANADA

Association canadienne des soins du dos (BAC)
83, rue Cottingham
Toronto (Ontario)
Canada M4V 1B9
Tél: (416) 967-4670

Association chiropractique canadienne
1396, ave Eglinton ouest
Toronto (Ontario)
Canada M6C 2E4
Tél: (416) 781-5656

Association médicale holistique canadienne
700, rue Bay
P.O. Box 101, Suite 604
Toronto (Ontario)
Canada M5G 1Z6
Tél: (416) 599-0447

Association canadienne de naturopathie
4174, rue Dundas ouest
Suite 304
Etobicoke (Ontario)
Canada M8X 1X3
Tél: (416) 233-2924

Société canadienne ostéopathique
575, rue Waterloo
London (Ontario)
Canada N6B 2R2
Tél: (519) 439-5521

QUÉBEC

Association des chiropracticiens du Québec
7960, boul. Métropolitain est
Anjou (Québec)
Canada H1K 1A1
Tél: (514) 355-0557

Corporation des praticiens en médecines douces du Québec
5110, rue Perron
Pierrefonds (Québec)
Canada H8Z 2J4
Tél: (514) 634-0898

Fédération québécoise des masseurs et massothérapeutes
1265, rue Mont-Royal est
Bureau 204
Montréal (Québec)
Canada H2J 1Y4
Tél: (514) 597-0505

Association professionnelle des acupuncteurs du Québec
4822, Christophe Colomb
Montréal (Québec)
Canada H2J 3G9
Tél: (514) 982-6567

FRANCE

Fédération nationale de médecine traditionnelle chinoise
73, boul. de la République
06000 Cannes
France
Tél: 04.93.68.19.33

Association Zen internationale
17, rue Keller
75011 Paris
France
Tél: (1) 48.05.47.43

Association française de chiropractie
102, rue du Docteur Ruichard
49000 Angers
France
Tél: 33 (2) 41.68.04.04

BELGIQUE

Union belge des chiropractors
avenue Ferdauci, 30
1020 Bruxelles
Belgique
Tél: 345-15-27

SUISSE

Association suisse des chiropracticiens
Sulgenauweg, 38
3007 Bern
Suisse
Tél: 031 450 301

INTERNATIONAL

Organisation médicale homéopathique internationale
B.P. 77
69530 Brignais
France

Index

Abdominaux (muscles), 82-83
Accidents, 52-54
Acupressure, 154-155
Acupuncture, 151-154
Aérosols, 77
Alexander (technique), 124-125
Alitement, 66-68
Amaigrissement, 79-82
Analyse sanguine, 94
Anévrisme de l'aorte, 44
Anti-inflammatoires non stéroïdiens (AINS), 72, 91, 93
Articulations, 25, 27, 58-59, 96

Bach (remèdes), 146-147
Bains, 76
Balançoire pour le dos, 70
Bassin, 25, 52, 62, 78, 82, 84
Blessures à la colonne, 52-54
Boutique d'aliments naturels, 170
British Medical Association (BMA), 113, 118

Chimionucléolyse, 108-109
Chiro-podologie, 100
Chiropratique, 127-128
Chirurgie, 102
Chroniques (maladies), 38, 54, 59, 140
Coccyx, 22, 25, 27, 54, 74
Corset orthopédique, 71
Crise cardiaque, 45

Dentisterie, 100
Diathermie à ondes courtes, 98
Diète, 79-82
Difformités spinales, 60
Disques, 14, 17, 22, 25-26, 52-54
Dos
  personnes à risque, 18-20
  fonctions, 22
  composition, 22-25, 29-30
  courbes, 26-27
  mouvements, 27-29
  (Voir douleur, prévention, symptômes)
Douleur
  types de, 13-16, 36-39
  causes de la, 16-18, 34-36, 36-41, 43-62
  principes, 34-36
  soulagement, 71-73
  seuil de, 41, 42
  cliniques de, 101

irradiation, 36, 37, 55, 116
projetée, 36, 45, 54

Électrocardiographie, 150
Électromyographie, 105
Électrostimulation transcutanée, 98
Endorphines, 42, 129, 154
Enveloppements chauds, 75-76
Établissements de santé naturelle, 168-169
Exercice, 31, 78-84

Fièvre, 48, 50, 51
Force vitale, 150, 151
Fouet cervical (coup de), 56, 73, 161
Fractures osseuses, 17

Grippe, 48
Guérisseurs, 155-157

Hémorragie cérébrale, 47, 72
Herbes médicinales, 72-73
Homéopathie, 73-74
Huile de poisson, 72
Hydrothérapie, 75-77

Infection pulmonaire, 48-49
Injections,
épidurale, 108
de sclérosant, 107
de stéroïdes, 106-107

Jointures, 27, 96

Kinésithérapie, 126-127

Lumbago, 13, 161

Magnétothérapie, 161-164
Maladie, 17-18, 44, 47-52
Massage, 96, 128-130
Médecin, 89-91, 117-118
Médecine chinoise, 151-155
Médicaments, 91-94, 159
Méditation, 87, 143-144
Méningite, 47
Moxibustion, 152
Mobilisation Maitlands, 97
Muscles, 29-30, 59-60
Myélogramme, 104-105, 108

Nerfs, 29-30, 57-58
Neurologie, 102

Organismes professionnels, 172-176
Orthopédie, 59, 100, 102
Ostéopathie, 130-131
Ostéopathie crânienne, 131-133
Ostéophyte, 61
Ostéoporose, 61

Pancréatite, 49-50
Physiothérapie, 96-97
Podologie, 100-101

Polyarthrite rhumatismale, 102
Posture, 38-39
Premiers soins pour le dos, 66-67
Prévention (mesures de), 65-87
Problèmes gynécologiques, 51-52
Problèmes rénaux, 50-51
Problèmes vésiculaires, 50

Radiographie, 94-95
Rayons X, 103
Réflexologie, 162-164
Relaxation, 85-87
Remèdes floraux, 146-147
Remèdes homéopathiques, 73-74
Rhumatologie, 101-102

Scanographie, 102-104
 par RMN, 103-104
Sciatique, 14, 56, 59, 98, 161
Shiatsu, 154-155
Spondylose, 23, 61
Supports orthopédiques, 70-71
Symptômes des problèmes dorsaux, 15-16
Système circulatoire, 30-31

Théorie du portillon, 42-43
Thérapeutes (des médecines douces), 178
 caractéristiques, 179
 vérifications, 179-181
 plaintes à l'encontre de, 183-184
Thérapie interférentielle, 97
Thérapies naturelles
 principes généraux, 118-122
 coûts, 13
 auto-examens, 181-183
Thérapie sacro-crânienne, 131-133
Tissu, 17, 31-32
 cicatriciel, 56-57, 67-68
Traction, 68-70, 99-101

Ulcères, 49, 50, 93
Ultrasons, 97, 104, 150

Vacuflex, 164
Vertèbres, 21-25
 fracture tassement des, 53-54
Vessie de glace, 75, 96

Yoga, 133-135

imprimerie gagné ltée